상체 리셋

이 책에는 운동을 정확하게 따라 할 수 있도록
운동 페이지마다 영상으로 연결되는 QR 코드를 수록했습니다.

QR 코드를 하나씩 찍는 게 번거롭게 느껴진다면
책에 수록된 모든 운동 영상을 한 번에 확인할 수 있는
아래 페이지를 활용해 보세요.

운동 영상 모아 보기
QR 코드를 스캔해 주세요.

상체 리셋

무너진 몸을
바로 세우는
기적의 루틴

사가와 유카 지음
성시야 옮김

Upper
Body Reset

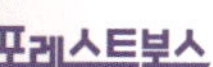
포레스트북스

체중이 1g도

줄지 않아도

겉모습은
극적 변화

바꾼 것은

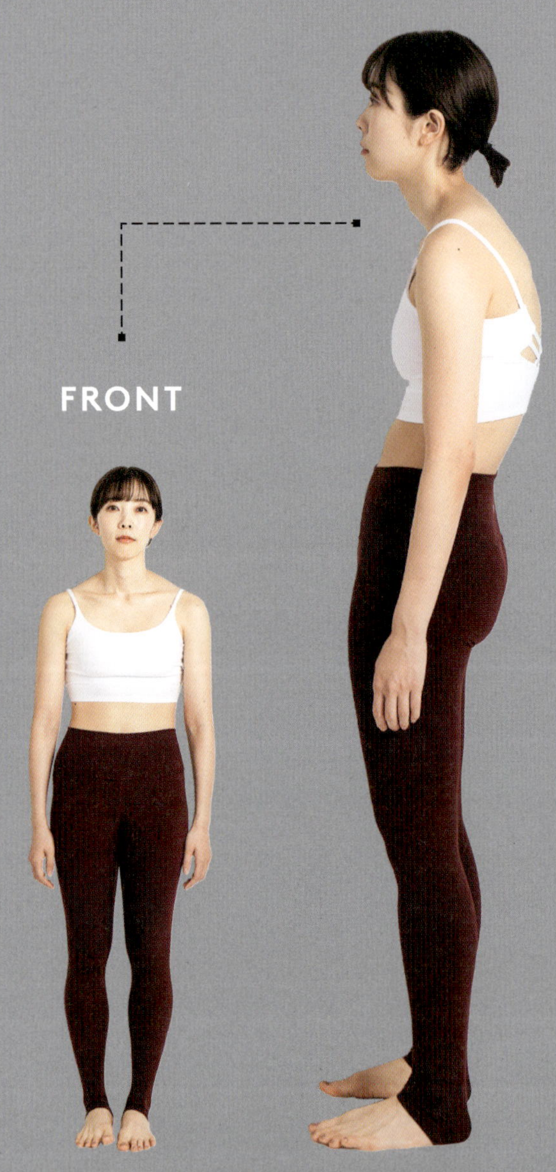

뼈의 위치

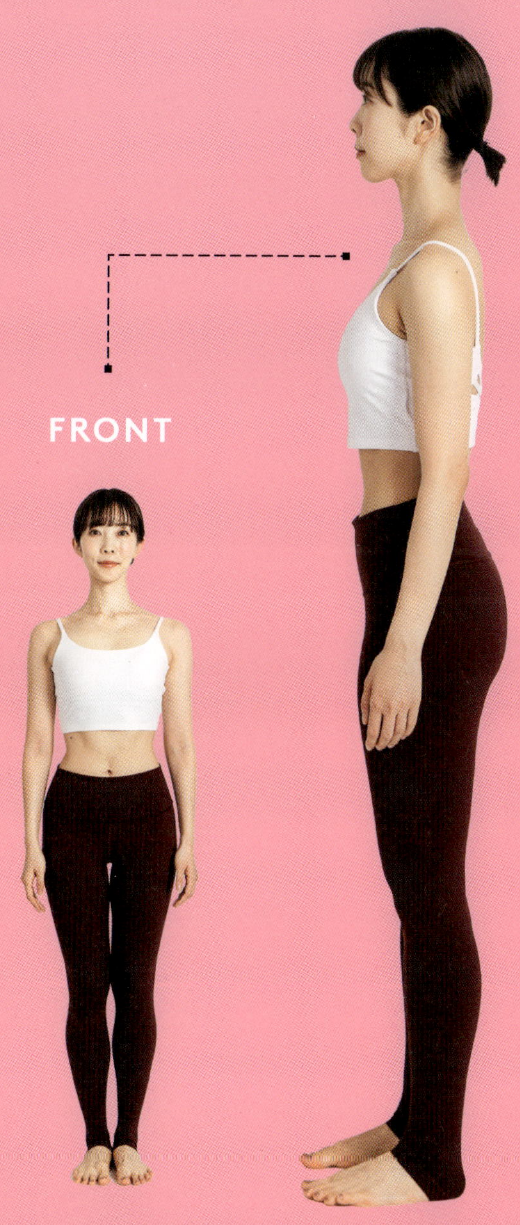

그래 봤자 등이 좀 굽었을 뿐인데
그래 봤자 어깨가 말렸을 뿐인데
그래 봤자 골반이 앞으로 기울어졌을 뿐인데
그래 봤자 자세 문제인데

그렇게 생각했습니다.

그 '그래 봤자' 때문에 어린 시절부터 인생을 바쳐 온 발레를 결국 부상으로 그만둬야 했습니다. 그렇기에 지금 저는 제 수업에서 몸의 정렬을 바로잡는 일이 얼마나 중요한지를 날마다 전하고 있습니다.

발레를 시작했을 때는 다섯 살이었습니다. 가족들도 신기해할 정도로 발레에 푹 빠졌고, '세계에서 손꼽히는 발레리나가 되는 것'이 인생의 목표였지요.

어릴 적부터 키가 컸고 이차 성징도 빨랐던 탓에, 이것을 감추려다 보니 자세는 늘 구부정했고, 그 나쁜 자세를 발레 기술로 보완하려고 그저 악착같이 연습에 매진했습니다.

굽은 등에 일자 목에 말린 어깨에 오 다리에 평발, 심지어 먹기를 좋아해 쉽게 살이 쪘던 저는 온몸에 콤플렉스를 가지고 있었지요. 콤플렉스를 없애고 예뻐지려 한 선택이 다이어트였습니다.

발레리나는 참 날씬합니다. 특히 발레는 상체가 아름다워야 합니다. 머리가 작고, 목이 가늘고, 등이 꼿꼿해야 하지요. 그런 몸에 조금이라도 가까워지고 콤플렉스를 극복하려고 초등학생 때부터 다이어트를 시작했습니다. 올바른 지식이 없어서 살을 빼겠다며 무작정 굶었고 그 부작용으로 폭식을 했으며 이를 반복했습니다. 때로는 울면서 먹기도 했지요.

발레로 유학 생활을 하면서 더 과도하게 다이어트를 했고, 166㎝에 47㎏이었던 몸무게는 한 달 반 만에 40㎏ 밑으로 빠졌습니다. 그 후 이번에는 67㎏까지 쪘습니다.

롤러코스터처럼 단기간에 몸무게가 급격히 늘어난 영향으로 몸과 마음이 황폐해졌고, 일본으로 돌아

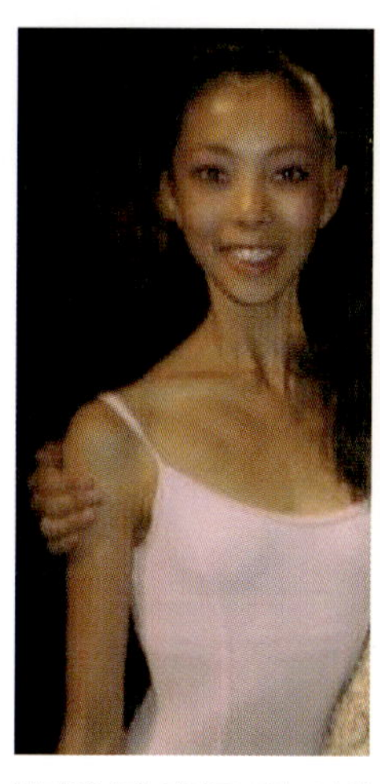

발레리나가 되려고 굶는 다이어트를 반복했다.

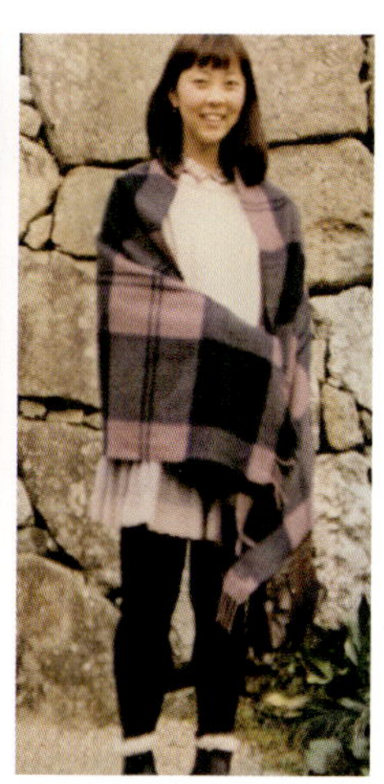

다이어트의 부작용으로 몸무게가 27㎏ 증가.

왔습니다. 귀국 후 피트니스를 접했습니다. 그리고 그때부터 몸의 구조와 트레이닝 방법을 배우기 시작했습니다.

그리고 스무 살에 일본 발레단인 K 발레 컴퍼니에 입단했습니다. 그때까지도 저는 몸의 균형이 무너진 채 나쁜 자세로 계속해서 춤을 췄습니다.

중학생 때부터 줄곧 발이 아파서 병원을 다섯 군데나 가 봤지만, 이상이 없다고 진단받았습니다. 그러나 입단했을 때쯤에는 가장 독한 진통제를 먹어도 바닥에 발을 딛지 못할 정도로 아팠지요. 여섯 번째로 간 병원에서 왼발 기절골이 피로 골절되었음을 알았습니다. 골절된 채 계속 춤을 췄던 것이지요. 이 부상으로 발레단을 나왔습니다.

발레에 인생을 걸고 수많은 것을 포기하며 과도한 다이어트로 몸을 망가뜨리기까지 했는데 결국 부상으로 그만두게 되며 번아웃이 찾아왔습니다.

이 일을 계기로 이제 정말 몸을 돌봐야겠다고 절실히 통감했습니다.

한 달 뒤, 재활과 함께 기능 해부학과 컨디셔닝, 요가, 유산소 운동, 근력 운동, 댄스 피트니스까지 다양한 운동을 하면서 몸의 기능을 공부했습니다.

2014년부터 여러 대형 스포츠 센터에서 가압 트레이닝, 줌바, 체형 관리, 필라테스, 스트레칭, 폼롤러 스트레칭, 마스터 스트레치 등 다양한 운동을 그룹, 개인 가리지 않고 가르치는 트레이너로 활동하면서 지금껏 겪어 보지 못한 몸의 변화를 실감했습니다.

먼저 굽은 등, 말리고 처진 어깨, 거북목, 오 다리가 교정되었습니다. 어린 시절부터 항상 10kg짜리 배낭을 메고 있는 것처럼 몸이 무겁고 목과 어깨가 결렸는데, 그 배낭이 사라진 듯 몸이 가벼워졌습니다. 어깨 결림이 없는 세상을 처음 겪고 아주 놀랐지요.

동시에 온몸의 기능이 향상되며 몸이 편하고 효율적으로 움직이게 되었습니다. 예전에는 발레를 하고 나면 녹초가 되곤 했지만, 지금은 운동하고 나서도 기분 좋은 피로감이 들고, 몸이 한결 가볍게 느껴지지요. 또 발레 선생님이 여러 번 말해도 되지 않았던 자세들도, 이제는 충분히 이해하고 실천할 수 있게 되었습니다. 그리고 겉모습도 달라졌습니다.

다음 페이지의 사진은 저의 과거와 현재 모습입니다. 과거의 몸무게가 지금보다 적게 나가지만, 겉모습은 지금이 훨씬 더 날씬해 보이지요.

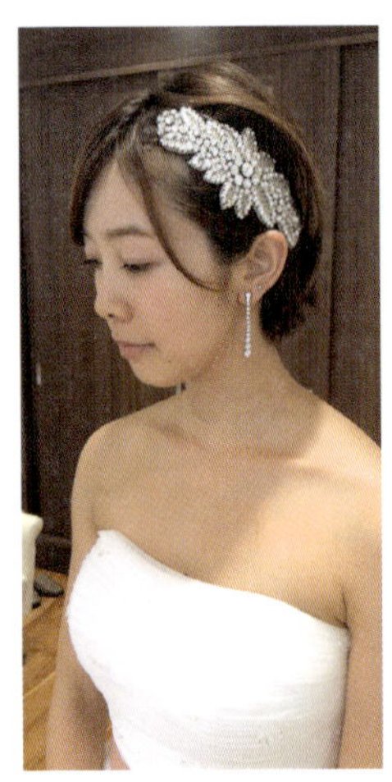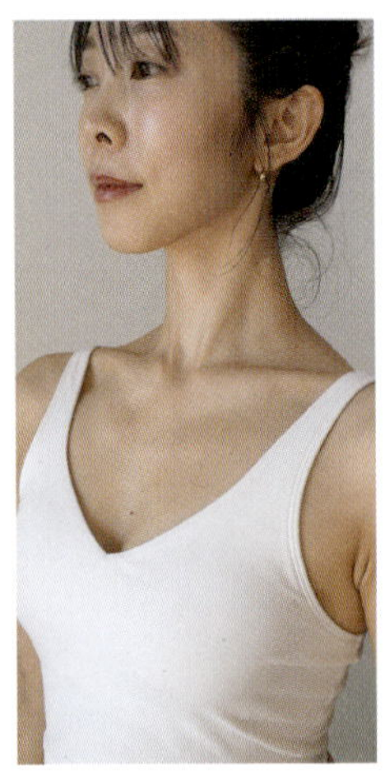

뼈의 위치를 리셋한 결과, 처진 어깨와 거북목도 교정되었습니다. 불룩 솟은 승모근도 없어졌고, 말린 어깨도 교정되었으며 뒷모습도 달라졌습니다.

"몸무게만 빼서는 달라지지 않는 것이 있다."

경직되지 않고 편안하고 가벼운 몸을 얻고 나서야, 몸의 콤플렉스나 불편함을 없애려고 몸무게나 지방을 무리하게 뺄 필요가 없다는 사실을 알았습니다.

2017년 사진. 지금보다 몸무게는 가볍지만, 상체가 묵직한 인상. 어깨 결림이 심했다. 이래 봬도 자세가 한층 나아졌을 무렵.

뼈의 위치를 리셋해 상체 라인이 달라졌고, 몸도 가벼워졌다.

저는 오랜 세월 동안 바른 자세가 어떤 상태인지 몰라 우왕좌왕 헤맸습니다. 운동을 싫어했고 코어도 약했지요. 플랭크는 잠시도 버티지 못했습니다.

열네 살 무렵에는 근육을 키우겠다고 비뚤어진 자세로 근력 운동을 300회 반복했고, 엉뚱한 곳에 불필요한 부담을 300회나 주었지요. 비뚤어진 자세에 잘못된 동작에 제멋대로이기까지 한 엉터리 그 자체였습니다.

몸의 기초인 골격 구조가 무너진 채로 운동한 탓에 다치기 십상이었고, 체형도 이상과는 다른 방향으로 변했습니다. 무작정 열심히 하는 것 말고는 방법을 몰랐던 것이지요. 그 결과 어린 시절부터 꽤 먼 길을 돌아왔습니다.

하지만 다양한 방법을 배우며 지금에 이르렀습니다.

다양한 운동을 배웠지만, '이 운동 하나면 끝이야'라고 할 만한 만능 운동은 없었습니다. 좋은 점이 있으면, 조금 아쉬운 점도 있기 마련이지요. 그래서 각각의 좋은 점을 모아 모든 사람에게 통용되는, 몸의 기초인 골격을 바로잡는 방법을 고안했습니다.

그 아무리 좋다는 운동을 해도 기초가 무너져 있으면 애써 노력해도 기대한 만큼의 효과를 얻을 수 없습니다.

골격을 바로잡고 몸의 제 기능을 되찾으면 어떤 운동을 하든 몸이 건강해지는 느낌을 받습니다. '몸에 도움이 되는 무언가를 하고 싶은데 무엇부터 시작해야 할지 모르겠다'는 이야기를 자주 듣습니다. 그런 분들에게 우선 이 책을 추천합니다.

이 책에서는 몸의 기초가 되는 온몸의 골격을 리셋하여 아름답고 가볍고 편안한 상체를 만들기 위한 컨디셔닝과 스트레칭을 소개합니다.

꾸준히 반복해서 몸을 바꿔 보세요.

사가와 유카

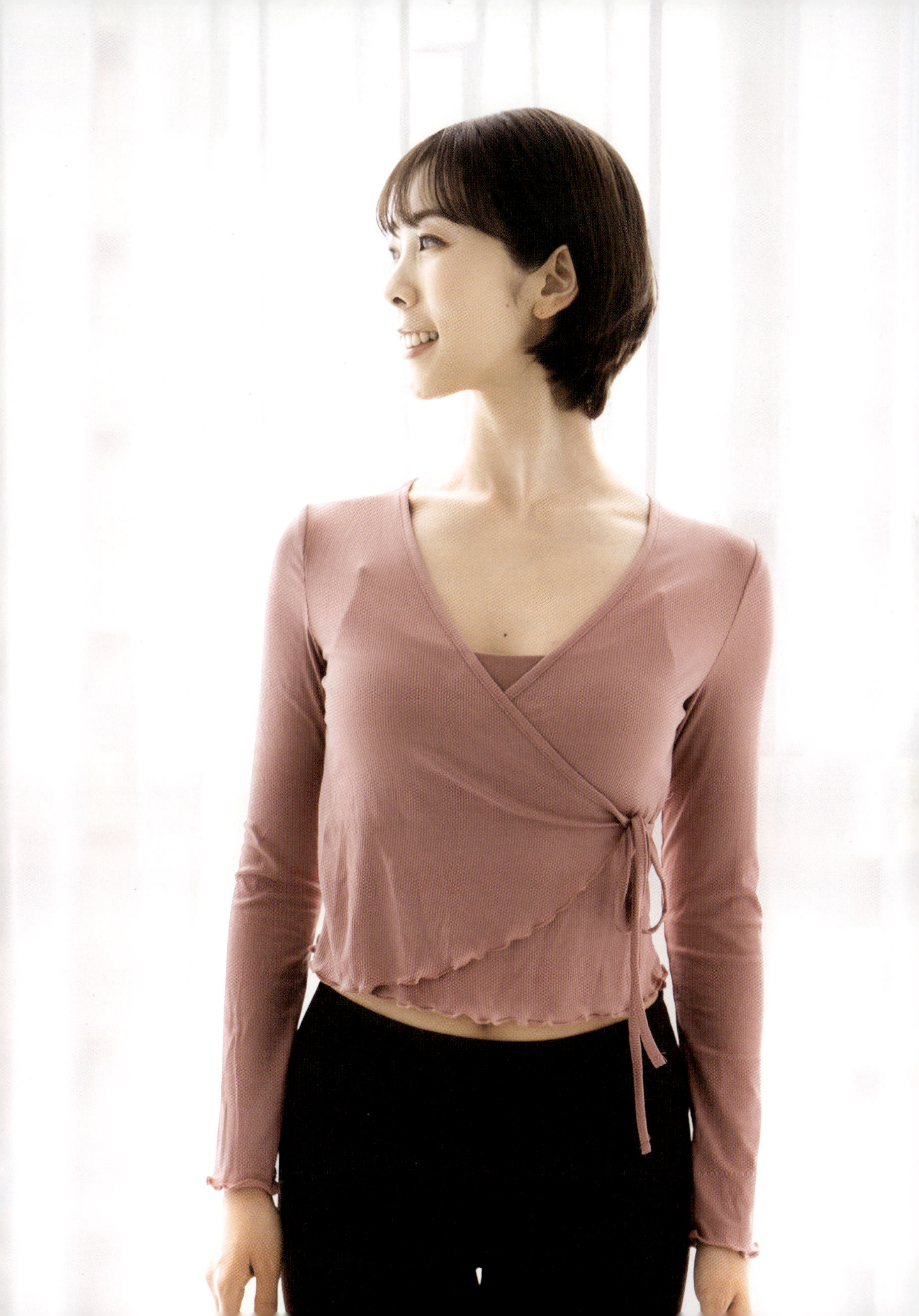

CONTENTS

Prologue   008

Part 1

왜 상체 리셋을 해야 하는가

왜 상체 리셋을 해야 하는가   022

평생 달고 살았던 통증과 불균형도 리셋   025

상체가 바뀌면 인상이 달라진다   028

사람들은 대부분 몸을 움직이는 법조차 모른다   030

40대, 50대 회원들의 몸이 나보다 빨리 달라졌다   033

Part 2

기적의 상체 리셋

상체 리셋은 이렇게 시작해 보세요!   040

| 상체 리셋 챌린지 일주일 루틴 | 041

| 상체 리셋 운동 사용법 | 042

틈틈이 리셋   044

틈틈이 손 & 팔 스트레칭   046

틈틈이 팔 리셋   048

틈틈이 골반 리셋   050

틈틈이 목 풀기   052

틈틈이 목뒤 스트레칭   054

틈틈이 목 옆 스트레칭   056

틈틈이 목 앞 스트레칭   058

틈틈이 머리 위치 리셋   060

척추 리셋   062

고양이 자세   064

등 스트레칭   066

척추 트위스트   068

사이드 스트레칭   070

쭉쭉 스트레칭   072

백조 스트레칭   074

늑골 리셋   076

늑골 말기 스트레칭   078

흉추 말기 스트레칭   080

흉곽 트위스트 1   082

흉곽 트위스트 2   084

옆구리 풀기   086

늑골 세우기   088

늑골 트위스트   090

등 젖히기   092

간단 코어 운동   094

견갑골 × 쇄골 리셋   096

견갑골 움직이기   098

견갑골 스트레칭   100

관음보살 자세   102

돌리기 운동   104

견갑골 업다운   106

속 근육 운동   108

겨드랑이 밑 깨우기   110

엎드려 속 근육 강화하기   112

누워서 견갑골 움직이기   114

골반 리셋   116

골반 움직이기   118

천골 조이기   120

고관절 리셋   122

엉덩이 스트레칭   124

허벅지 앞 스트레칭   126

허벅지 뒤 스트레칭   128

고관절 접었다 펴기   130

거골 × 발바닥 리셋   132

발바닥 풀기   134

발바닥 아치 운동   136

발목 리셋   138

전신 연결 운동   140

중력 내 편 만들기 운동   142

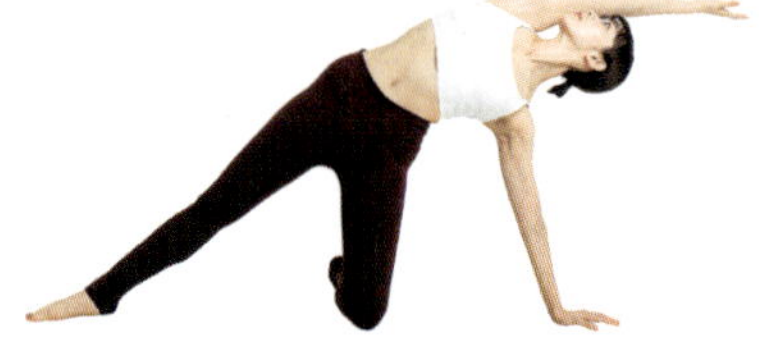

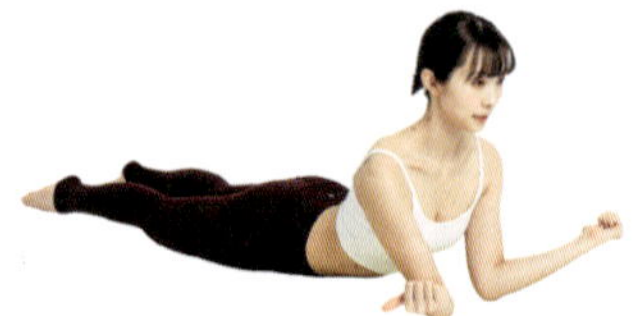

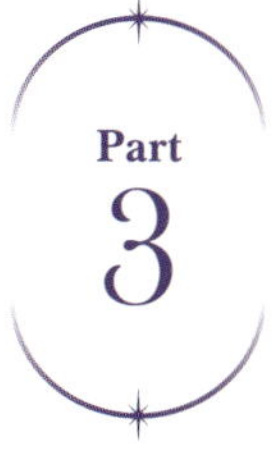

Part 3

더 예뻐지는 상체 리셋

신경 쓰이는 부위를 한층 더 아름답게   147

얼굴 라인 다듬기   148

목 길게 늘이기   150

드러나는 쇄골 만들기   152

탄탄한 팔뚝 만들기   154

등 라인 만들기   156

잘록한 허리 만들기   158

Epilogue   160

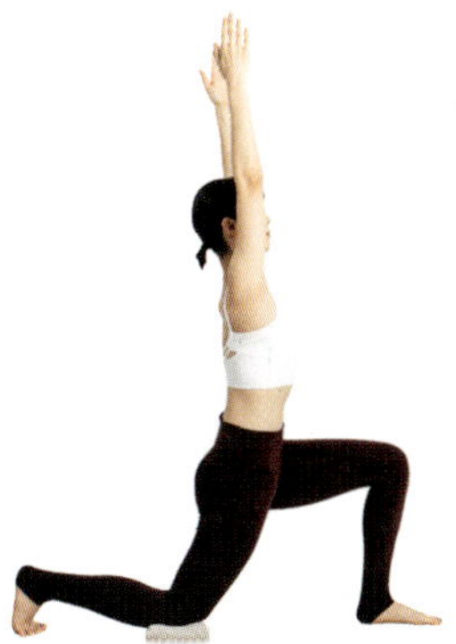

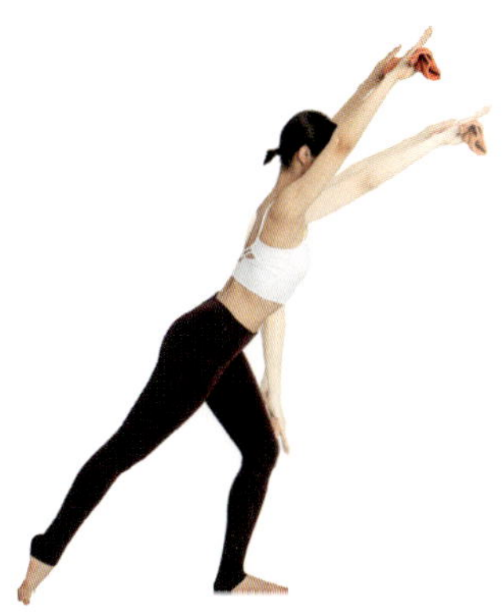

왜 상체 리셋을
해야 하는가

나쁜 자세를 지속하면 골격이 무너집니다.
골격이 무너지면 자세는 더 나빠지고,
체형에도 영향을 끼칩니다.
또, 여러 통증이 생기기도 합니다.
상체 리셋으로 몸의 기초부터 바로잡아 봅시다.

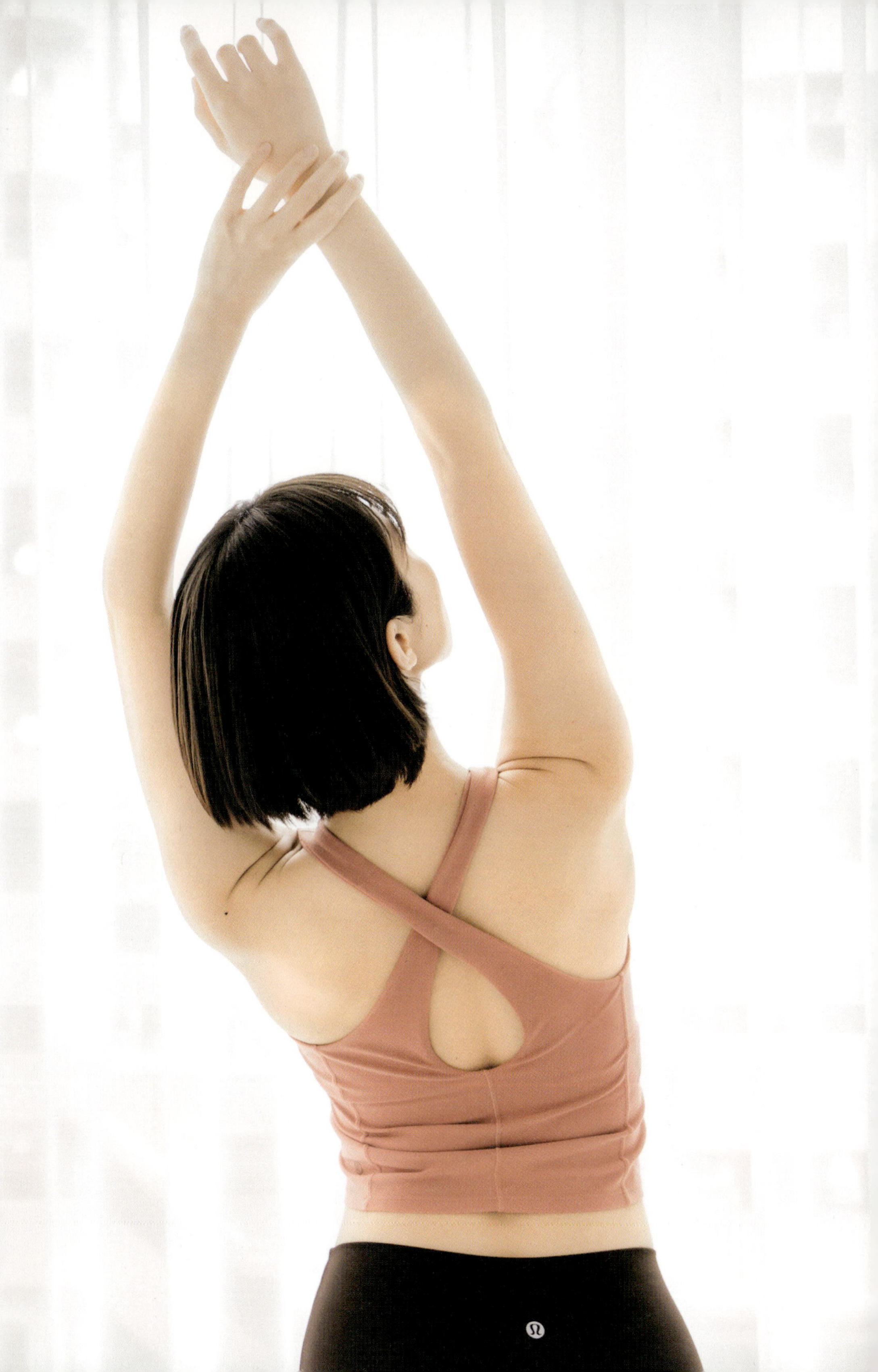

왜 상체 리셋을
해야 하는가

밥을 먹거나 글을 쓰거나 집안일을 하거나 컴퓨터와 스마트폰을 사용할 때, 대체로 머리가 앞으로 빠지고 손바닥이 바닥을 향하며, 팔은 늘 몸보다 앞에 있습니다. 일상에서 팔이 뒤로 가거나 손바닥이 위를 향하는 동작은 거의 없지요.

머리와 팔이 앞으로 빠지고 손바닥이 아래를 향하면 몸이 앞으로 기울고 팔은 안쪽으로 돌아갑니다. 등이 구부정해져서 자세가 나빠지는 건 당연지사지요.

하지만 그렇다고 해서 365일 24시간 내내 바른 자세로 있을 필요는 없습니다.

단, 신경만 쓴다고 자세가 바르게 변하지는 않지요. 스마트폰을 이용할 때 어깨와 팔과 손이 몸 앞으로 빠지듯이 일상에는 몸의 앞면을 사용하는 동작이 참 많습니다.

장시간 같은 자세로 책상에 앉아 일하거나 서서 일하면, 근육과 근막이 뻣뻣해지고 자세와 골격이 무너진 채로 굳습니다. 그 결과 거북목, 어깨 말림, 어깨 결림, 목 결림, 굽은 등, 전방 경사가 생겨 피로가 쉽게 쌓이거나 뭉침이 풀리지 않아 통증이 나타납니다.

게다가 골격이 틀어지면 나이가 더 들어 보이거나 다리가 쉽게 피로해지거나 머리가 커 보이는 등 체형과 인상에도 영향을 끼치는 탓에 이것을 바로잡아 보겠다고 몸무게를 과도하게 빼려고 하지요.

전부 몸이 무너졌기 때문입니다.

여러분의 몸은 마치 구멍 난 타이어를 낀 자동차처럼, 몸 안의 공간이 중력을 이기지 못하고 무너지며 움직임에 제한이 생겼는데도, 이를 알아채지 못하고 열심히 달리고 있는 상태입니다.

구멍 난 타이어로 열심히 달려 봤자 생각처럼 움직일 리 없고 결국에는 수리조차 하지 못하는 상태까지 망가져 버리지요. 몸이 무너져서 움직임이 잠긴 상태이니, 잠금을 해제하고 골격을 바른 위치로 되돌려 몸의 구조를 바로잡아 봅시다.

원래 뼈 사이사이에는 공간이 있고, 뼈들은 저만의 기능이 있습니다. 상체에는 살아가는 데 아주 중요한 장기가 모여 있습니다. 상체가 무너지면, 장기에도 불필요한 부담이 갑니다.

자동차 타이어에 공기를 알맞게 주입하면 자동차가 쌩쌩 달리듯이, 무너지고 구부정해진 상체를 바로잡아 공간을 만들어 주는 것, 그것이 바로 상체 리셋입니다. 몸에 부담을 가하지 않고 힘을 과하게 쓰지 않아도 중력을 이겨 내는 자세를 만들면, 몸과 마음이 편안해집니다.

이를 위해서는 중력을 효과적으로 이용해 무너진 몸을 적절한 힘으로, 상하좌우로 당겨 주어야 합니다. 이렇게 길이가 늘어나는 신장을 일롱게이션(Elongation)이라고 합니다. 평소에 몸을 상하좌우로 당겨 주면 눌린 몸에 공간이 생깁니다.

지금부터 우리는 일롱게이션과 몸의 기초인 골격을 바른 위치로 되돌리는 운동을 배울 것입니다.

상체를 리셋하면, 몸의 가동성이 높아집니다.
본 기능을 되찾아 봅시다.

원래 당신의 몸은 지금의 몸이 아닙니다.

평생 달고 살았던 통증과
불균형도 리셋

코로 숨을 쉬라는 말, 아마 많이 들어보셨겠지요. 사실 입은 호흡 기관이 아니라 소화 기관입니다. 호흡기는 코이지요. 태어나서 처음 하는 운동도 호흡입니다.

다만 머리가 앞으로 나오는 거북목이 생기면 아래턱이 앞으로 빠져서 입이 반쯤 벌어져 저도 모르게 입으로 숨을 쉬게 됩니다. 머리가 제자리를 찾아가면 코로 숨을 쉬기 편해지고, 코로 숨을 쉬면 머리 위치가 제자리를 찾아가기도 쉬워집니다.

코로 숨쉬기는 몸의 중심부에서 일어나는 동작이어서, 코로 숨을 쉬면 온몸의 균형 감각이 좋아지고, 몸도 유연해집니다. 따라서 코로 숨을 쉬는 편이 상체를 리셋하는 데 더 효과적이지요.

자세와 뼈의 위치로 몸은 180도 달라집니다.

이를테면, 앞가슴과 목덜미가 굳어지면 목 앞쪽의 움직임이 제한되며, 견갑골 사이도 경직됩니다. 몸의 어느 한 곳이 틀어지면 다른 곳에도 부담이 쌓여 목 결림, 어깨 결림, 요통 같은 연쇄적인 부작용이 일어납니다.

앞서 말했듯이 현대인은 주로 몸의 앞면만 쓰고 뒷면은 잘 사용하지 않기 때문에 등이 굳어 버린 사람이 아주 많습니다.

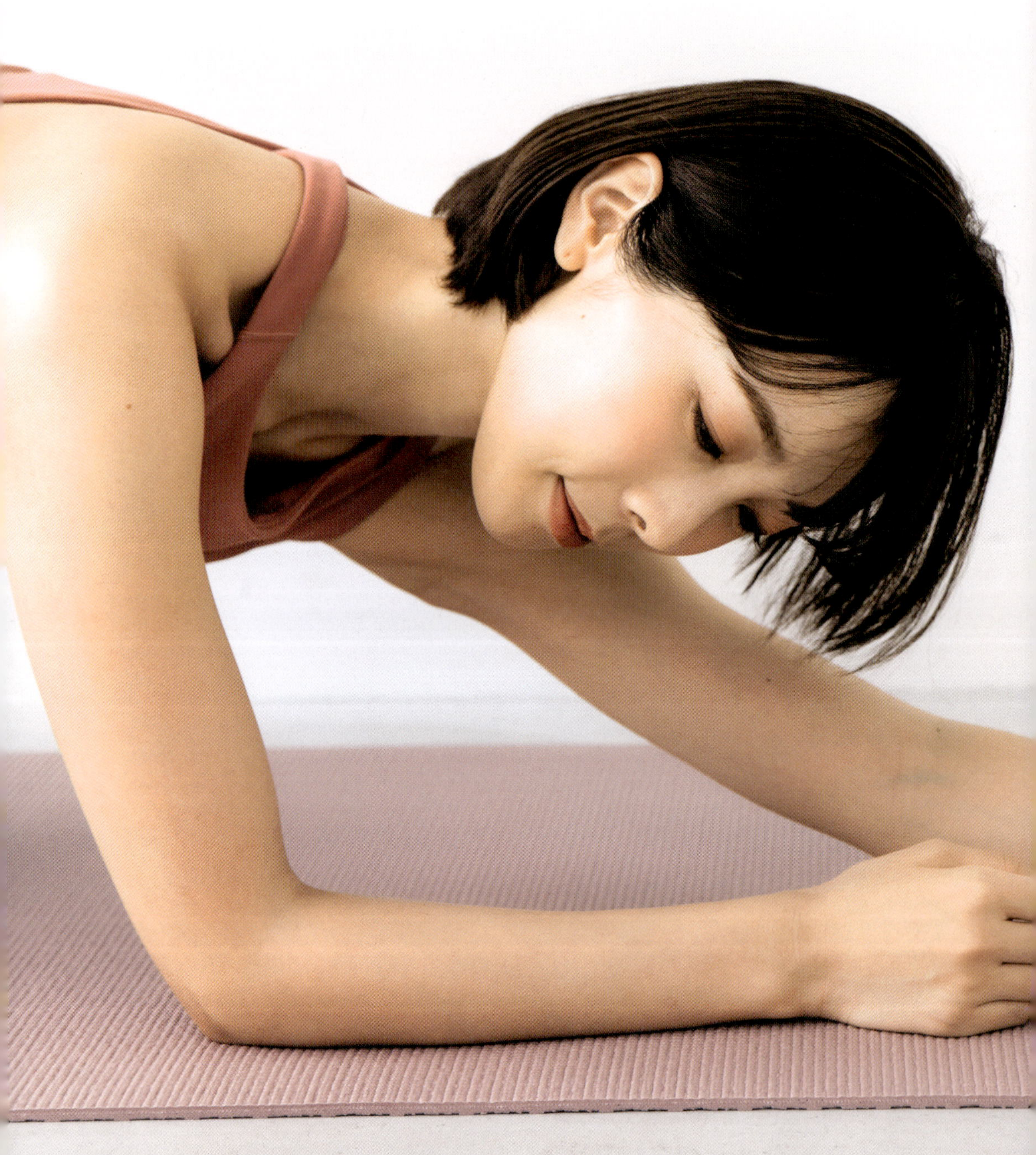

온몸을 유연하고 가볍게 움직이려면 단단히 굳은 등 근육을 쓰는 일이 무척 중요합니다.

예를 들어, 운동할 때 '어깨를 내리세요'라는 말을 자주 듣는데, 어깨가 처진 사람이 억지로 어깨를 내리려고 하면 목이 앞으로 빠지고 어깨가 뭉치며 뼈의 위치가 한층 틀어집니다.

이럴 때는 우선 어깨를 쑥 들어 올렸다가 툭 떨어뜨립니다. 그리고 늑골을 머리에서 멀리 보내는 느낌으로 움직입니다. 각 신체 부위를 올바른 위치로 옮겨 골격을 바로잡으면 달고 살았던 통증에서도 해방되는데, 몸을 그 상태 그대로 둔다니 너무 아깝지 않은가요?

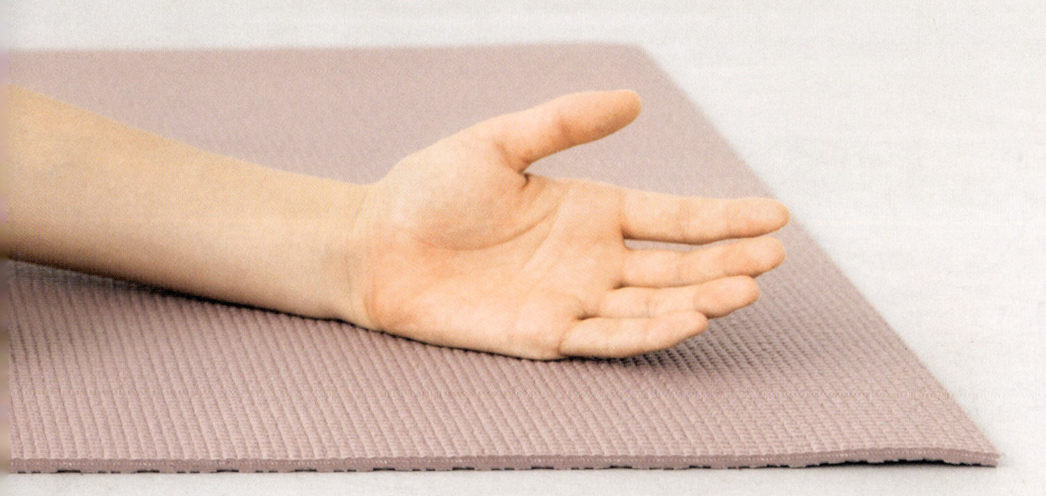

상체가 바뀌면
인상이 달라진다

힘들게 다이어트해서 살을 뺐지만, 거울에 비친 자기 모습을 보고 '이게 아닌데' 하고 느낀 적 있나요? 저는 여러 번 느꼈습니다.

"몸무게는 줄었는데 라인이 예쁘지 않아."
"등이 너무 넓고 두꺼워."
"살을 뺐는데 대체 왜?"

이렇게 속상해한 적 있다면, 애초에 기초인 골격이 무너져 있을 가능성이 높습니다. 저 역시 몸무게가 적게 나갔던 몇 년 전의 제 모습보다 지금이 겉보기에는 더 날씬해 보입니다.

상체 리셋을 하면 처진 얼굴과 목선, 등, 볼록 나온 배, 목 결림과 어깨 결림이 지금보다 훨씬 좋아집니다.

외적인 인상이 극적으로 달라집니다.

또 거북목, 말린 어깨, 굽은 등, 전방 경사 등이 개선되며 혈색이 좋아지고 기운이 나면서 마음에도 건강한 변화가 나타납니다.

이것이 상체 리셋의 효과입니다. 다이어트가 나쁘다는 뜻이 아닙니다. 그러나 살을 빼는 것만으로는 이상적인 라인을 얻기 어려울 때도 있습니다.

상체 리셋으로 라인을 개선해 봅시다.

사람들은 대부분
몸을 움직이는 법조차 모른다

고관절이 어느 방향으로 움직이고 어떤 기능을 하는지, 척추의 어느 부분이 늑골과 연결돼 있는지, 몸을 어떻게 움직이면 좋은지, 프로 운동선수가 아니면 제대로 모른 채 운동을 시작하기 마련이지요.

프로 발레리나를 꿈꿨던 저조차 아무것도 몰랐습니다. 그리고 망가진 자세 그대로 15년이나 몸을 쓴 결과, 부상을 당했습니다.

마찬가지로, 운동을 100회 하든 만 보를 걷든 자세가 무너져 몸에 부담을 주면 효과는 반절은커녕 저처럼 부상을 당하거나 어딘가를 다쳐 몸이 망가지기도 합니다.

스포츠 전공자나 운동 상급자뿐 아니라 운동을 해 본 적 없는 사람에게도 몸을 바로잡는 일은 큰 도움이 됩니다.

운동을 해도 효과가 없는 사람은 기초인 골격이 무너져 있을 가능성이 있습니다. 반대로 몸의 기초가 탄탄하고 몸을 쓰는 법을 알면, 어떤 운동이든 효과가 효율적으로 나타납니다.

척추, 견갑골, 쇄골, 늑골이 딱딱하게 굳거나 비뚤어지면 상체가 안정된 위치에서 벗어납니다. 상체가 안정되지 않으면, 그만큼 하체가 상체를 지지하려고 허벅지나 종아리에 심한 부담을 주지요.

허벅지나 종아리가 부으면 결과적으로 하체가 두꺼워지고 뚱뚱해 보입니다.

즉, 하체가 날씬해지려면 상체 리셋이 필요하다는 말이지요.

이를테면, 거북목이 생기면 몸의 중심이 발가락 앞으로 쏠려, 허벅지 앞쪽과 바깥쪽이 붓기 쉽습니다. 상체가 불안정하면 오 다리나 엑스 다리가 생기고 엉덩이 모양이 사각형으로 변하기도 합니다.

예전의 제가 그랬던 것처럼 날씬한 하체를 얻겠다고 하체 운동만 하는 사람이 많은데, 우리 몸은 이마부터 등, 발바닥까지 근막으로 연결돼 있습니다.

따라서 한 부위만이 아니라 전신을 하나하나 바로잡아야 하지요.

상체 리셋에서는 척추, 늑골, 견갑골, 쇄골 같은 상체뿐 아니라 골반, 고관절, 발목 같은 하체와 관련된 고민도 다룹니다.

2020년의 제 다리와 2022년의 다리를 비교한 사진을 덧붙입니다. 부기가 많이
사라졌지요.

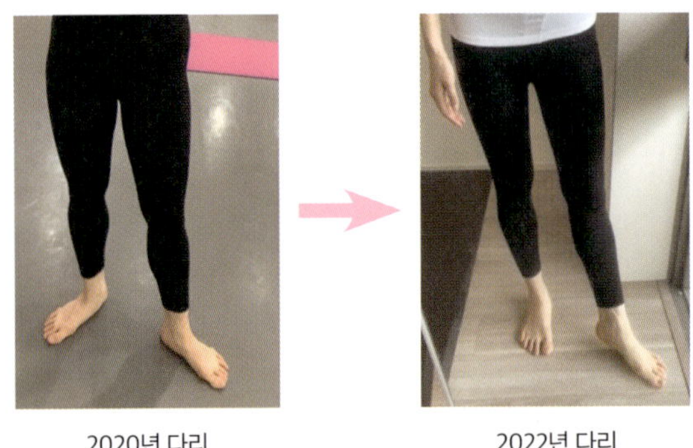

2020년 다리　　　　　　　2022년 다리

40대, 50대 회원들의 몸이
나보다 빨리 달라졌다

사실, 상체 리셋은 즉각적인 효과가 없습니다. '단 5일 만에 허리둘레 10㎝ 감소 감량법' 같은 방법이 아닙니다. 죄송하지만 1주나 2주 만에 눈에 띄게 달라지지 않습니다.

뼈를 바른 위치로 되돌리는 데는 치아 교정처럼 시간이 걸립니다. 그러나 분명히 달라집니다! 뼈의 정렬을 바로잡으면 근육의 방향과 길이가 변하므로 같은 사람, 같은 몸무게라도 겉모습이 달라지지요. 특히 저는 20년 가까이 잘못된 자세로 지내 왔기 때문에, 나쁜 습관이 배어 있어 바람직한 변화가 나타나기까지 시간이 오래 걸렸습니다.

저는 지금 유튜브나 인스타그램에 간단한 운동을 올릴 뿐 아니라, 아름다운 몸을 만들기 위한 월정액 온라인 수업을 진행하고 있습니다. 그 온라인 수업을 듣는 회원들의 몸이 오히려 저보다 빠르게 변화합니다.

"어깨 말림이 좋아졌고, 목부터 어깨까지 라인이 예뻐졌어요!"
"등이 날씬해져서 뒷모습에 자신이 생겼어요."
"달고 살았던 어깨 결림과 요통이 사라져서, 병원을 갈 필요가 없어졌어요!"

이런 기쁜 소식이 점점 더 많이 들려옵니다.

<h2 align="center">| 50세 회원 |</h2>

BEFORE   AFTER

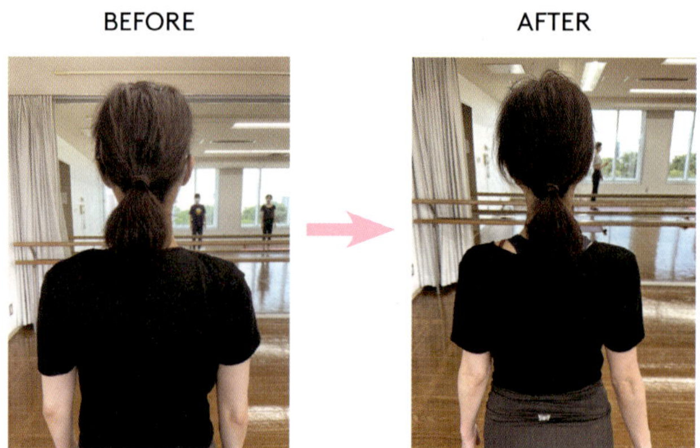

가슴과 견갑골 주변의 근막 유착을 풀어 주자, 등 라인이 깔끔해졌다.

<h2 align="center">| 45세 회원 |</h2>

BEFORE   AFTER

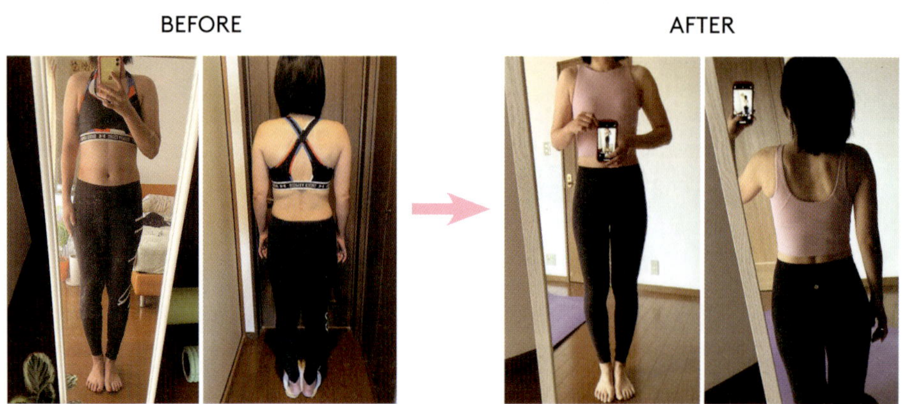

뼈의 정렬을 맞추자 7개월 만에 몸의 균형이 다른 사람처럼 좋아졌다. 한층 날씬해지고 인상이 확연히 달라졌다.

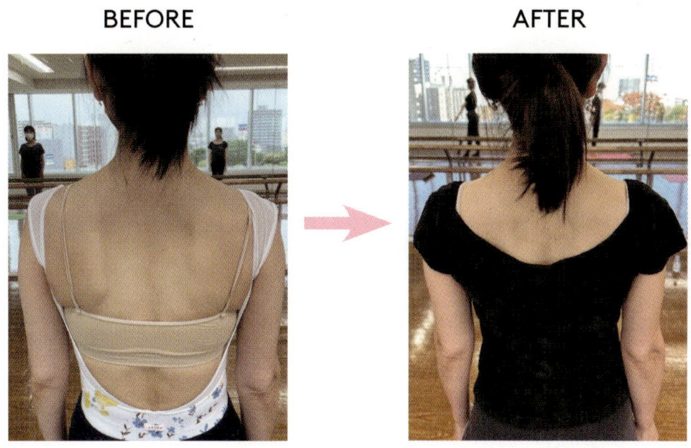

티셔츠를 입고 있어 잘 보이지 않지만, 두 견갑골의 불균형이 사라졌고 견갑골이
제자리를 찾아 가며 등 전체가 작아졌으며, 어깨 말림도 개선되었다.

뼈의 정렬을 맞추는 데 나이는 중요하지 않다는 사실을 회원들을 통해 배웠습니다. 빨리 빼면 빨리 찐다는 말이 있듯, 기초부터 탄탄히 세우고 일상에 적용할 수 있는 습관을 들이면, 지금보다 더 좋은 상태가 되고 자세가 쉽게 무너지지도 않습니다.

뼈의 정렬을 바로잡는 일은 나무 블록으로 집을 짓는 일과 같습니다.

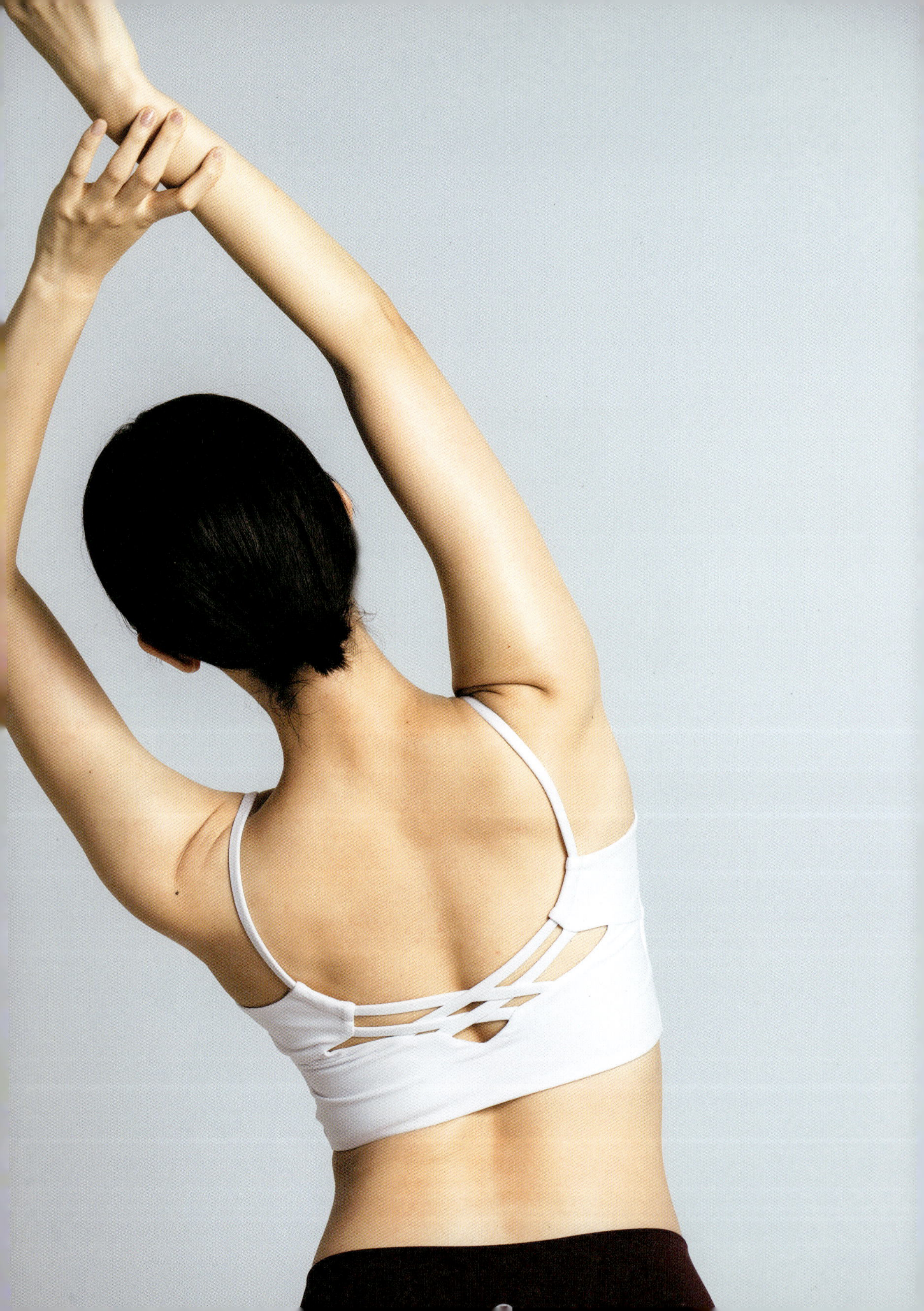

- 척추
- 늑골
- 견갑골과 쇄골
- 골반
- 고관절
- 거골과 발바닥

이 중 하나의 위치만 어긋나도 다른 곳에 부담이 갑니다. 무너진 골격을 리셋해서 나에게 꼭 맞는 몸을 가져 봅시다.

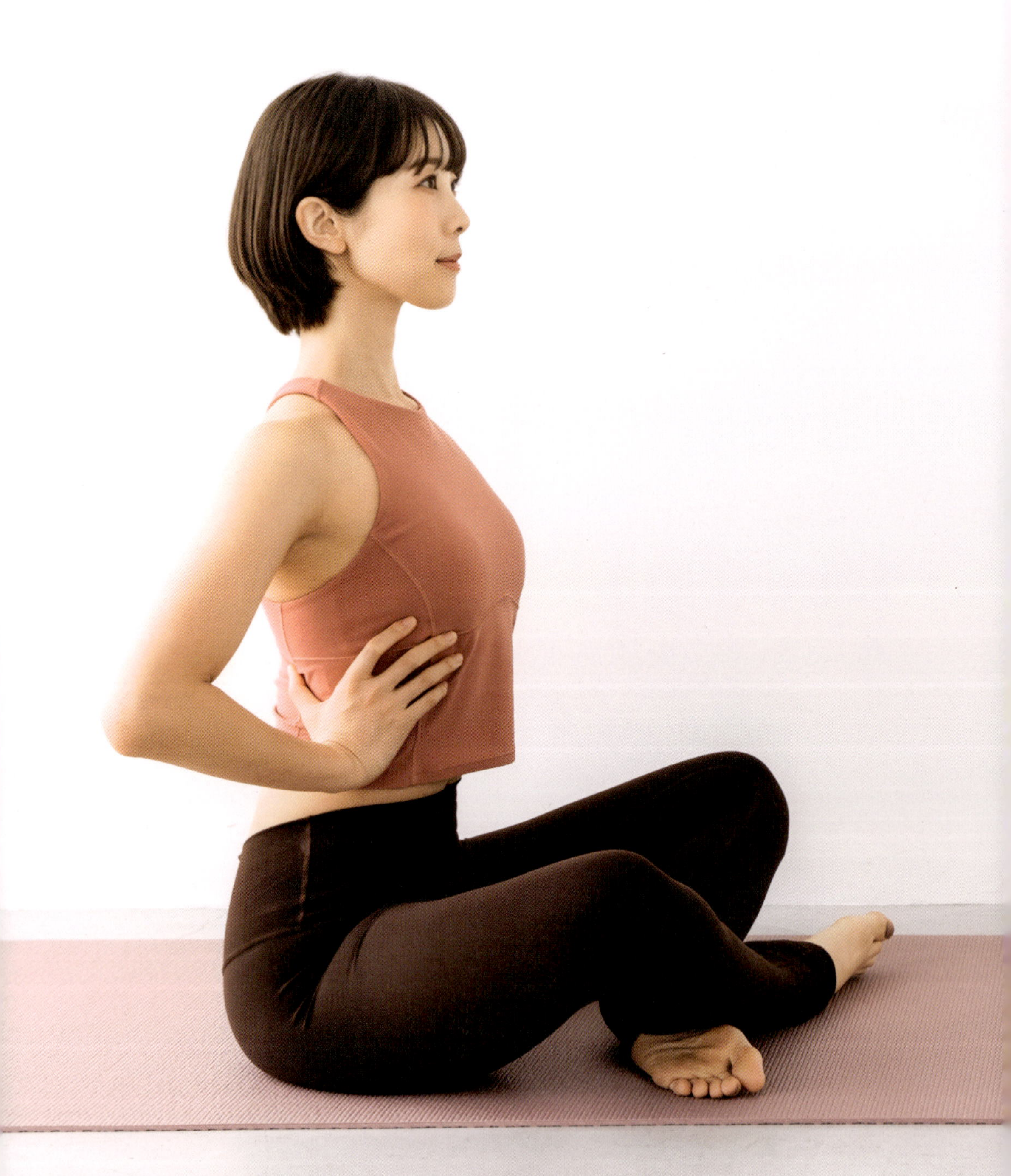

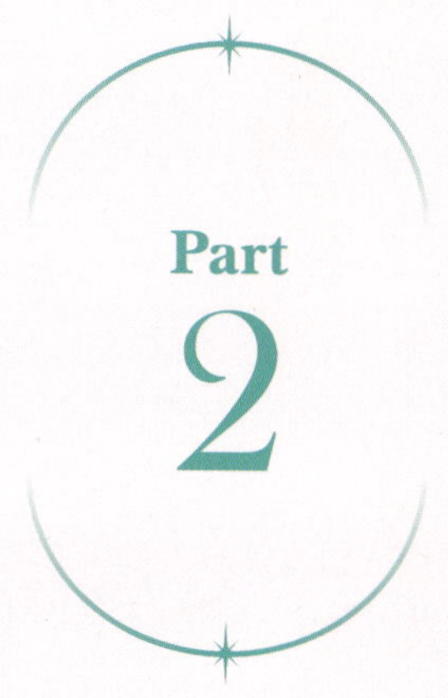

기적의 상체 리셋

틈날 때마다 할 수 있는 준비 운동을 겸한 '틈틈이 리셋'.
그리고 '척추 리셋', '늑골 리셋', '견갑골×쇄골 리셋',
'골반 리셋', '고관절 리셋', '거골×발바닥 리셋'
총 7가지 리셋을 소개합니다.

상체 리셋은
이렇게 시작해 보세요!

상체 리셋을 위한 운동으로 틈날 때마다 할 수 있는 '틈틈이 리셋'과 '척추 리셋', '늑골 리셋', '견갑골×쇄골 리셋', '골반 리셋', '고관절 리셋', '거골×발바닥 리셋', 이렇게 6가지 골격 리셋을 더해 총 7가지 운동을 준비했습니다.

상체 리셋에서는 자투리 시간에도 할 수 있는 운동을 소개합니다. 소중한 내 몸을 리셋하는 시간이니 1~2분만이라도 다른 일에서 손을 떼고 몸에 집중해서 실천해 보세요.

틈틈이 리셋

장시간 같은 자세로 책상에 앉아 일하거나 서서 일할 때, 이 '틈틈이 리셋'을 활용해 보세요. 척추, 늑골, 견갑골×쇄골 등 각 '골격 리셋' 전에 준비 운동으로 하면, 본 운동을 할 때 몸이 한결 편하게 움직입니다.

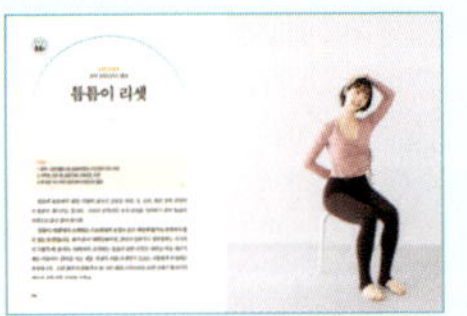

골격 리셋

평소에 신경 쓰지 않았던 각 뼈의 위치에도 주의를 기울이면서 척추, 늑골, 견갑골×쇄골, 골반, 고관절, 거골×발바닥 리셋을 실천해 보세요! 꾸준히 하다 보면 틀어진 자세와 골격이 리셋됩니다.

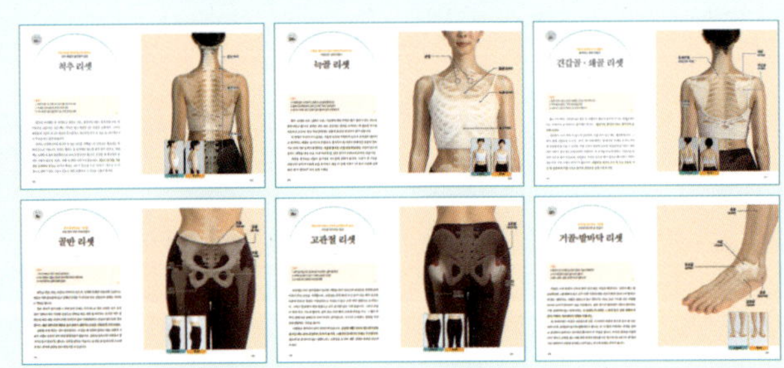

・루틴 예시 ①　매일 꾸준히 한 세트 이상

월	화	수	목	금	토	일
틈틈이+척추 리셋	늑골 리셋	견갑골×쇄골 리셋	골반×고관절 리셋	휴식	거골×발바닥 리셋	척추+늑골 리셋

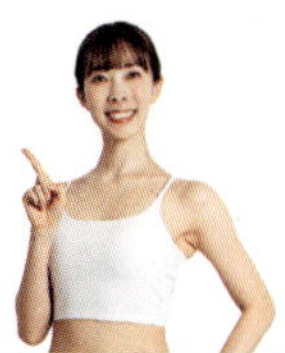

・루틴 예시 ②　한번에 전신 리셋

월	화	수	목	금	토	일
휴식	휴식	틈틈이·척추·늑골. 견갑골×쇄골 리셋	휴식	휴식	거골×발바닥 리셋 골반·고관절.	휴식

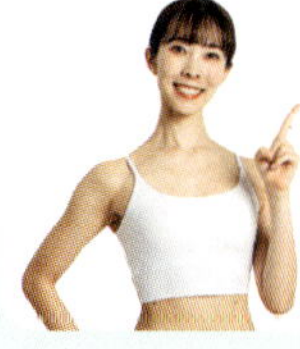

목표 시간과 횟수를 적어 두었어요. 지나친 운동은 금물!

'늘이기', '강화하기', '풀어 주기'
등 지금 하는 운동이 어떤 동작
인지 확인할 수 있어요.

몸의 어디를 움직이고, 어디가
늘어나야 하는지 알 수 있도록
색을 칠해 두었어요. 운동할 때
참고하세요.

고양이 자세

목표 시간 : 2분   목표 횟수 : 5~8회씩

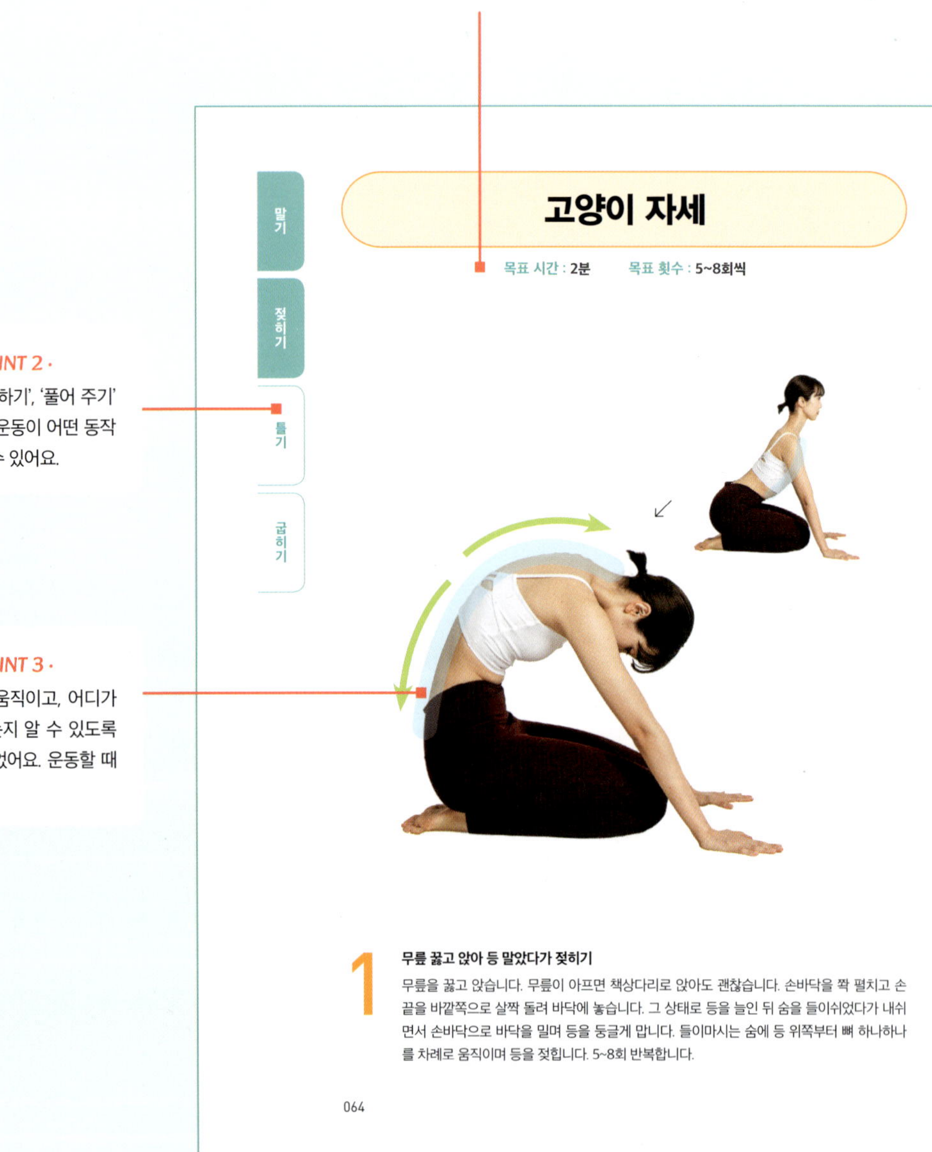

1 무릎 꿇고 앉아 등 말았다가 젖히기

무릎을 꿇고 앉습니다. 무릎이 아프면 책상다리로 앉아도 괜찮습니다. 손바닥을 쫙 펼치고 손
끝을 바깥쪽으로 살짝 돌려 바닥에 놓습니다. 그 상태로 등을 늘인 뒤 숨을 들이쉬었다가 내쉬
면서 손바닥으로 바닥을 밀며 등을 둥글게 맙니다. 들이마시는 숨에 등 위쪽부터 뼈 하나하나
를 차례로 움직이며 등을 젖힙니다. 5~8회 반복합니다.

운동마다 동작 설명 영상 QR 코드가 있어요. 운동을 시작하기 전에 영상을 확인해 보세요.

영상으로
CHECK!

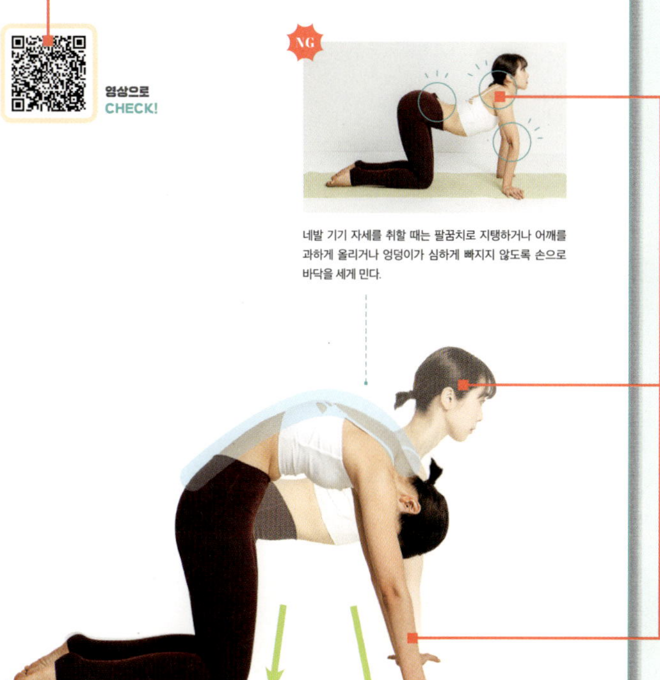

네발 기기 자세를 취할 때는 팔꿈치로 지탱하거나 어깨를 과하게 올리거나 엉덩이가 심하게 빠지지 않도록 손으로 바닥을 세게 민다.

사진이나 영상과 똑같은 각도로 움직이지 않아도 돼요. 잘하지 못해도 괜찮아요! 앞으로 좋아질 가능성이 더 높다는 뜻이니까요. POINT와 설명을 무시하고 제멋대로만 하지 않으면 돼요. 절대 무리하지 말고 가능한 범위 내에서 움직여 보세요.

2 네발 기기 자세로 등 말았다가 젖히기

다리를 골반 너비로 벌리고 손은 어깨 바로 밑에 놓아 네발 기기 자세를 취합니다. 손끝은 완전히 바깥쪽으로 돌립니다. 등을 늘이고 숨을 들이쉬었다가 내쉬면서 등을 둥글게 맙니다. 들이마시는 숨에 등을 젖힙니다. 5~8회 반복합니다.

상체 리셋의
준비 운동으로도 좋은

틈틈이 리셋

| 장점 |

1. 업무나 집안일을 보는 틈틈이 짧은 시간 안에 간단 리셋
2. 거북목, 굽은 등, 말린 어깨 교정에도 추천
3. 본격적인 운동 전에 부상 예방을 위한 준비 운동으로 활용

평소에 운동하지 않던 사람이 갑자기 운동을 하면, 목, 손목, 허리 등에 부담이 가 통증이 생기기도 합니다. 그러니 본격적인 골격 리셋을 시작하기 전에 '틈틈이 리셋' 으로 몸을 풀어 줍시다.

'틈틈이 리셋'에서 소개하는 스트레칭과 운동은 모두 의자에 앉거나 일어서서 할 수 있는 동작입니다. 왠지 몸이 찌뿌둥하다면, 앉아서 일하거나 집안일하는 사이사 이 가볍게 해 봅시다. 50쪽에서 소개하는 '틈틈이 골반 리셋'은 골반을 바로 세우기 힘든 사람이나 골반을 바로 세운 자세가 어떤 자세인지 모르는 사람에게 추천하는 동작입니다. 오래 앉아서 일하거나 몇 시간 내내 스마트폰만 보면 자세가 틀어지기 쉬우니 자주자주 리셋해 주세요.

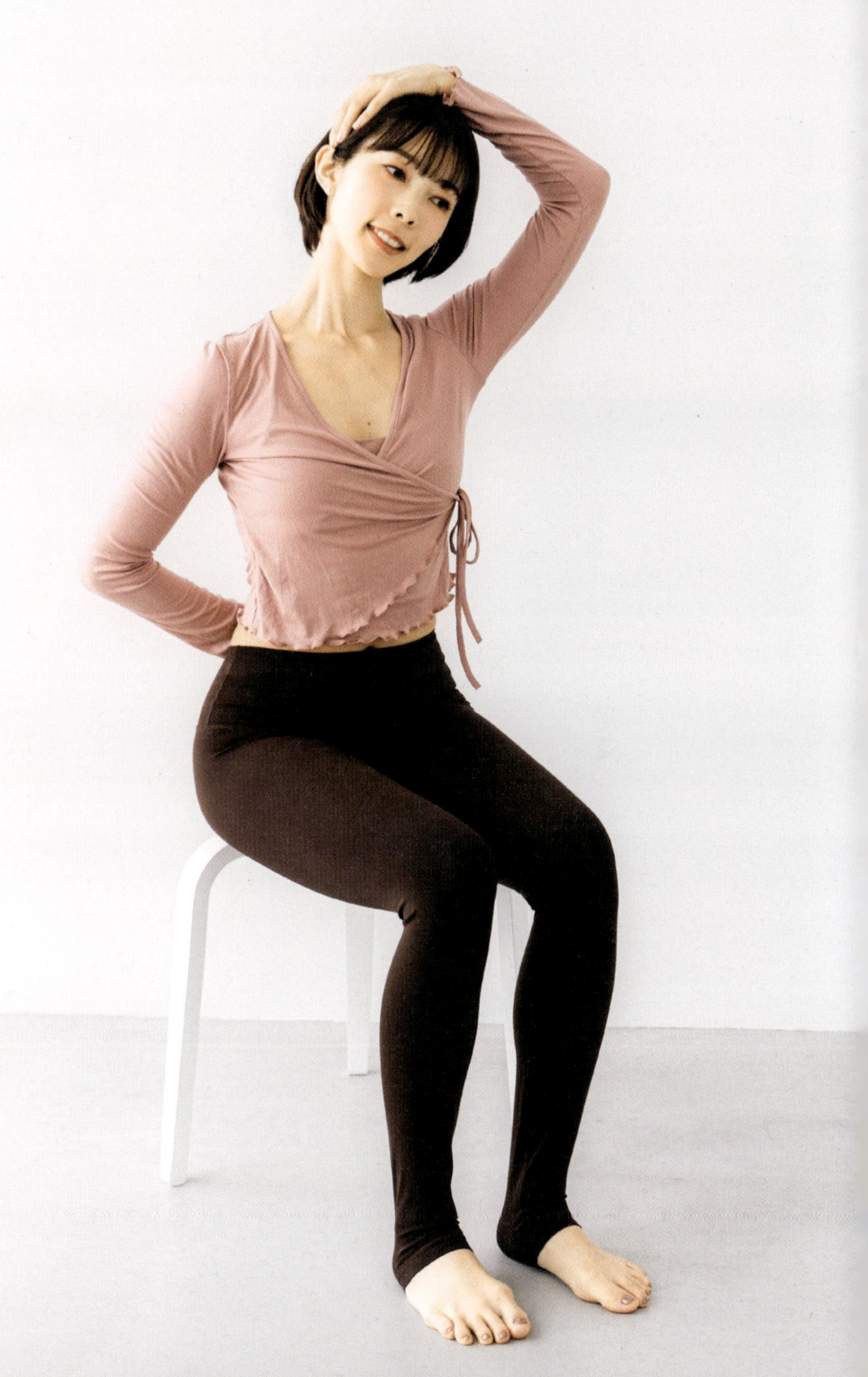

틈틈이 손 & 팔 스트레칭

목표 시간 : 4분   **목표 횟수 : 1~2회씩**

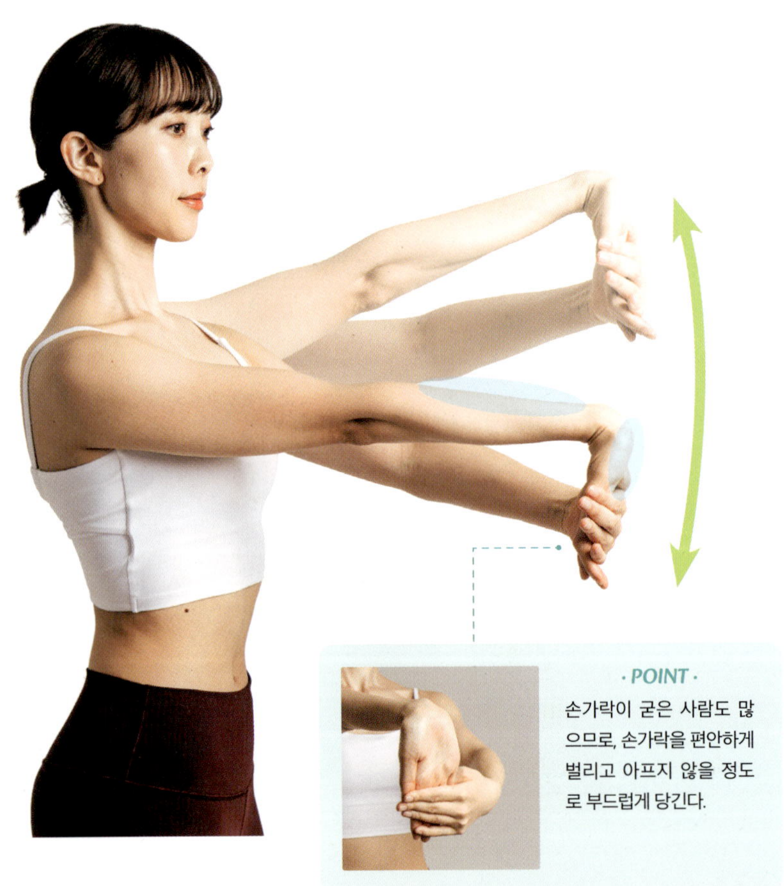

1 손바닥 당겨서 늘이기

손가락을 가볍게 벌리고 반대쪽 손으로 손바닥을 당겨 줍니다. 손바닥과 팔 안쪽이 늘어나는 느낌을 유지하면서 어깨 높이로 올려 잠깐 멈춥니다. 가능하다면 그 상태로 팔을 위아래로 움직이며 조금 더 늘여 줍니다. 30초를 목표로 좌우 1~2회씩 반복합니다. 편안히 호흡합니다.

영상으로
CHECK!

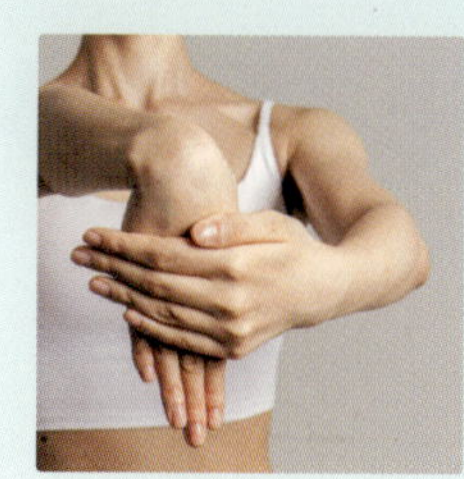

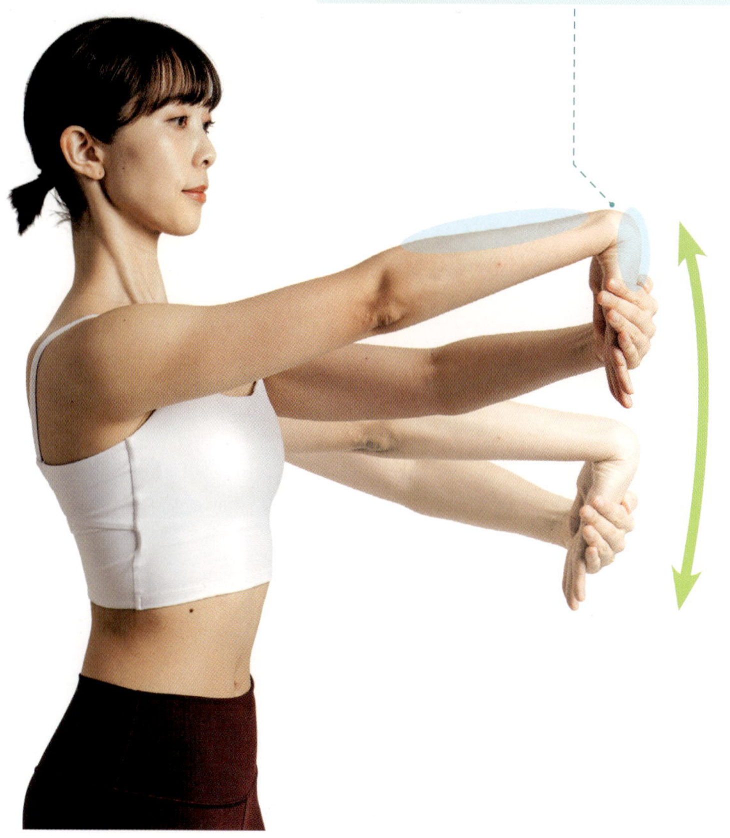

2 손등 당겨서 늘이기

손가락을 가볍게 벌리고 반대쪽 손으로 손등을 당겨 줍니다. 1번과 똑같이 움직입니다. 손바닥이 아래쪽을 향해서 일하는 시간이 많으면 팔이나 손이 쉽게 굳습니다. 목 결림과 어깨 결림 같은 통증으로 이어질 수 있으므로 확실히 풀어 줍시다. 편안히 호흡합니다.

틈틈이 팔 리셋

목표 시간 : 1~2분　　　**목표 횟수 : 8~10세트**

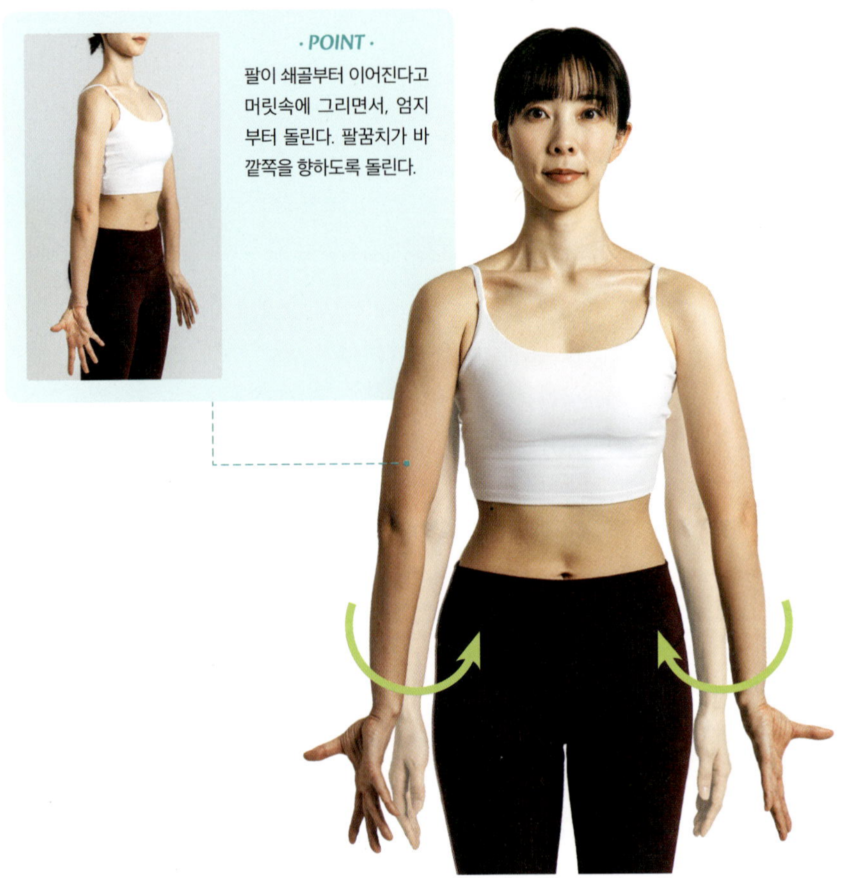

1 팔 안쪽으로 돌리기

팔을 편안히 내려뜨린 상태에서 엄지부터 시작해 팔 전체를 안쪽으로 돌립니다. 편안히 호흡합니다.

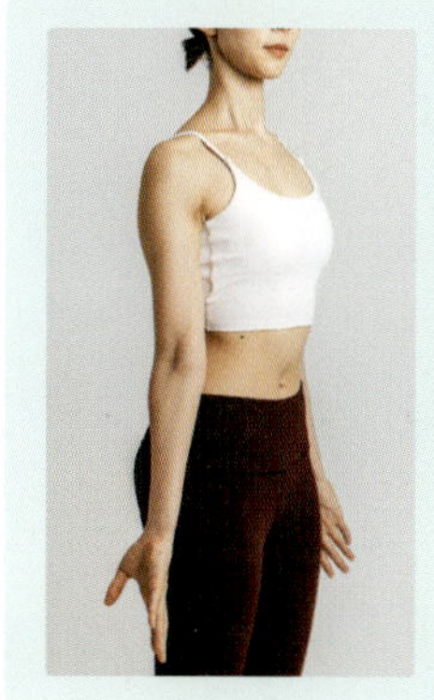

· POINT ·

팔이 쇄골부터 이어진다
고 머릿속에 그리면서, 새
끼손가락과 약지부터 돌린
다. 팔꿈치가 안쪽을 향하
도록 돌린다.

2 팔 바깥쪽으로 돌리기

팔을 편안히 내려뜨린 상태에서 어깨를 바깥쪽으로 열 듯 새끼손가락과 약지부터 시작해 팔 전체를 바깥쪽으로 돌립니다. 1번과 2번 동작을 묶어 한 세트입니다. 8~10세트를 목표로 반복합니다. 편안히 호흡합니다.

틈틈이 골반 리셋

목표 시간 : 2분　　　**목표 횟수 : 8~10회**

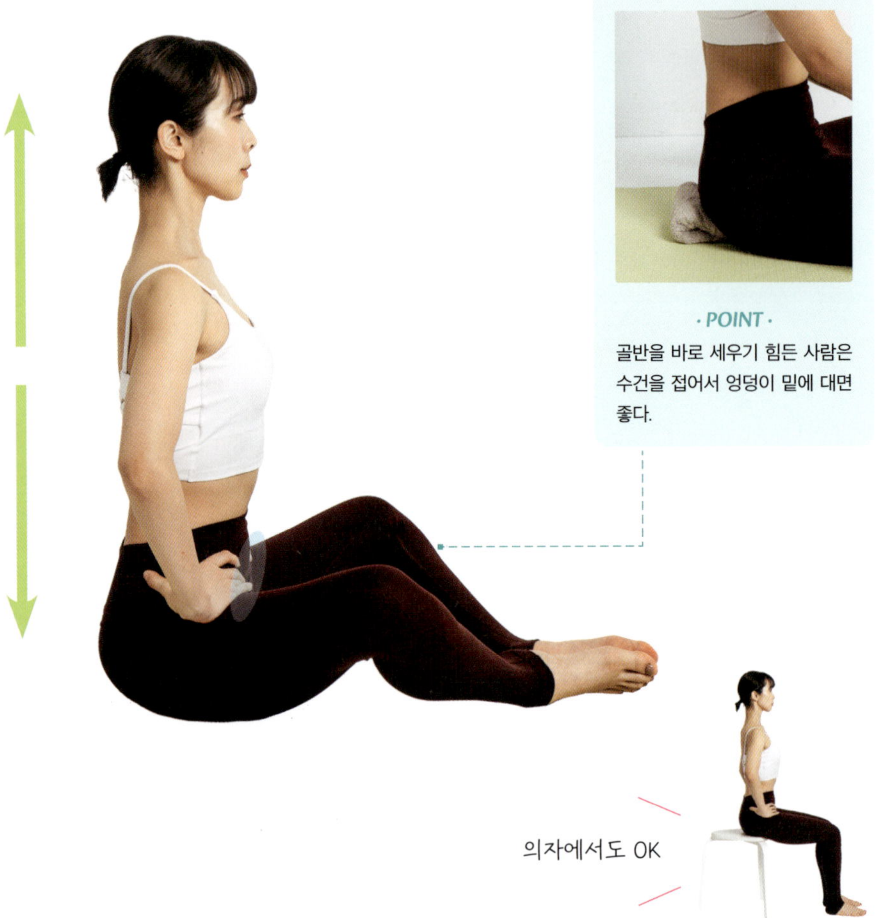

1　발바닥 맞대고 골반 세워 앉기

발바닥을 맞대고 상체가 바닥에 닿은 좌골보다 조금 앞에 오도록 앉습니다(이 자세가 골반을 세워 앉은 상태). 자세를 유지하기 어려우면 한 발을 앞으로 뻗어도 좋습니다. 등이 길어지는 느낌에 집중합니다.

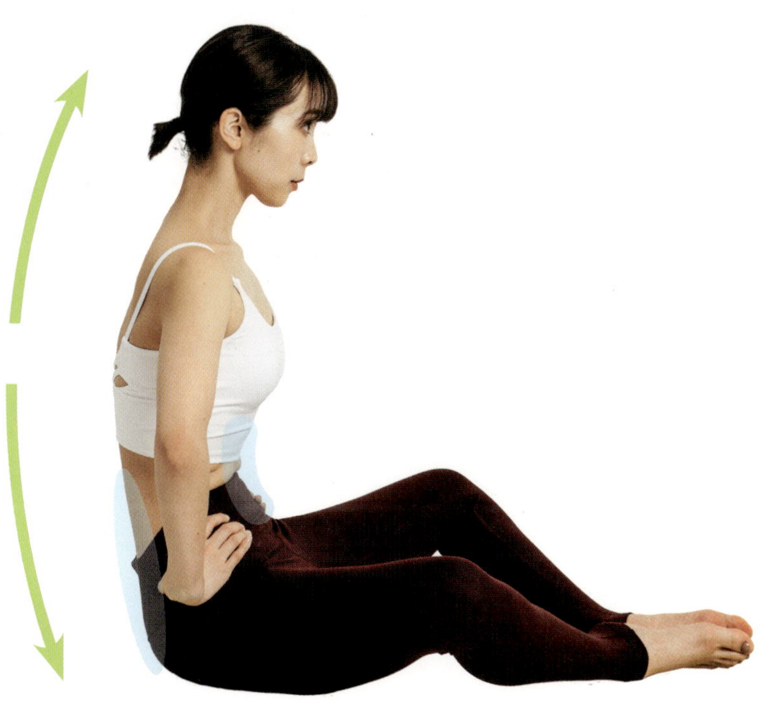

2 골반 뒤로 눕혔다가 돌아오기

숨을 내쉬면서 골반을 뒤로 둥글게 말았다가 숨을 들이마시면서 1번 자세로 돌아옵니다. 척추를 위아래로 잡아당기는 느낌에 집중하며 1번과 2번 동작을 8~10회 반복합니다. 장시간 앉아 있느라 골반이나 고관절이 뻣뻣해진 사람에게 추천합니다. 골반이 바르게 서면 목도 제자리를 찾아 갑니다.

틈틈이 목 풀기

목표 시간 : 1분   **목표 횟수 : 2~3회씩**

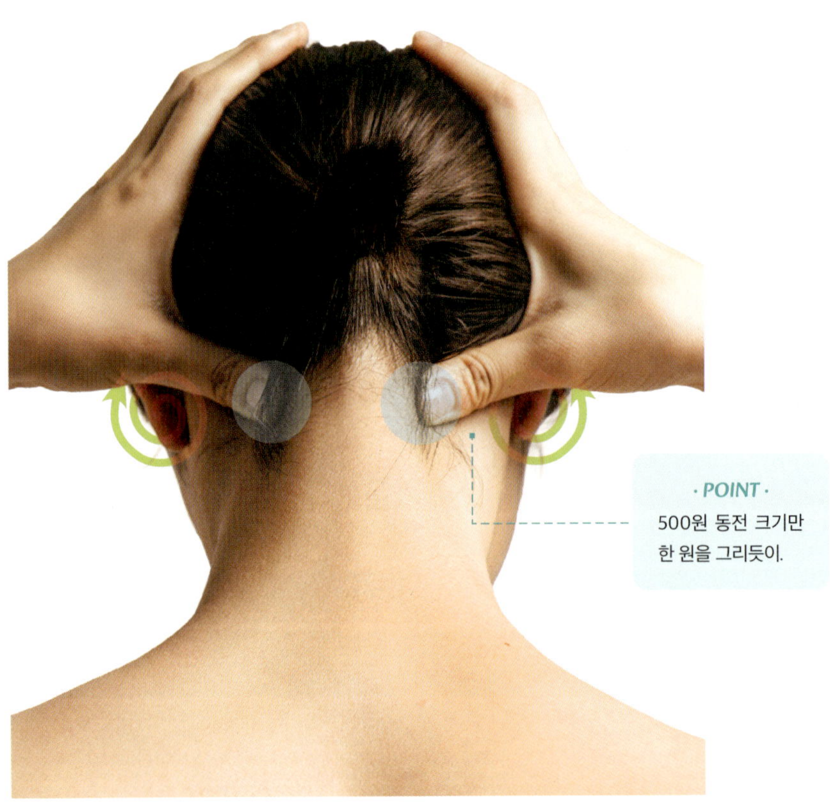

1 **머리와 목 사이의 움푹 파인 곳 풀기**

머리와 목 사이의 움푹 파인 곳을 엄지로 가볍게 누르고 나머지 네 손가락으로 머리를 감싸
쥡니다. 그 상태로 엄지로 원을 그리듯 부드럽게 풀어 줍니다.

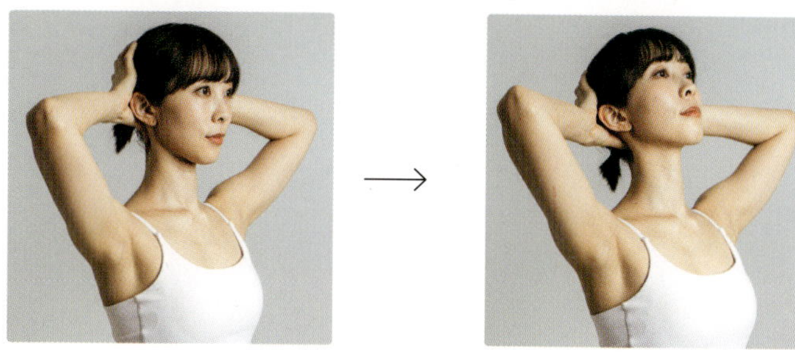

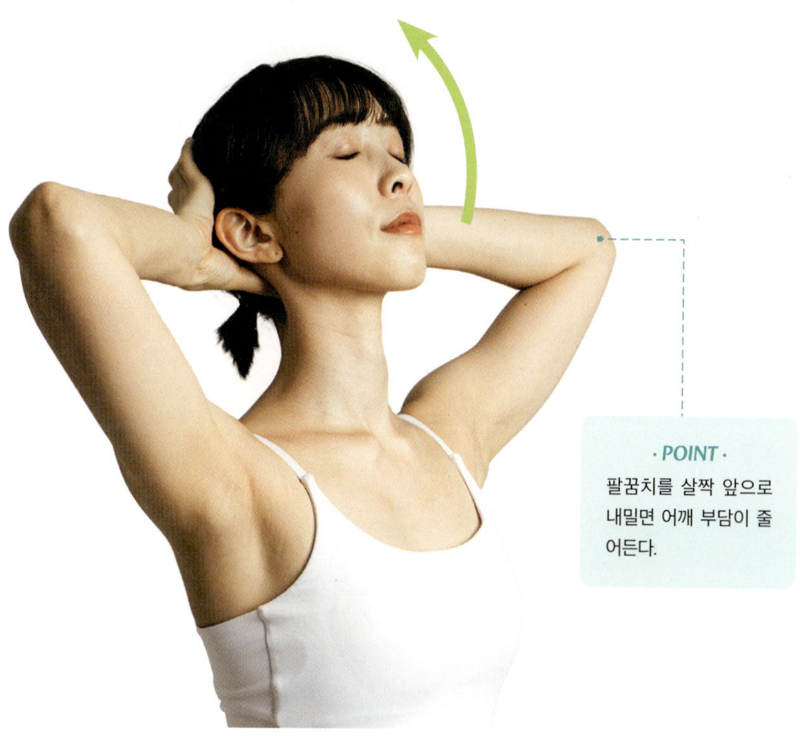

2 고개 위로 들기

가능하다면 1번 자세에서 고개를 살짝 들고 더 깊숙이 풀어 줍니다. 목 뒤쪽이 뻣뻣하고 앞쪽
이 늘어지면 머리가 앞으로 빠져 거북목이 생기기 쉽습니다. 목뒤를 풀어서 머리의 위치를 바
로잡아 봅시다.

틈틈이 목뒤 스트레칭

목표 시간 : 1분   **목표 횟수 : 1~2세트**

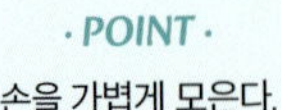

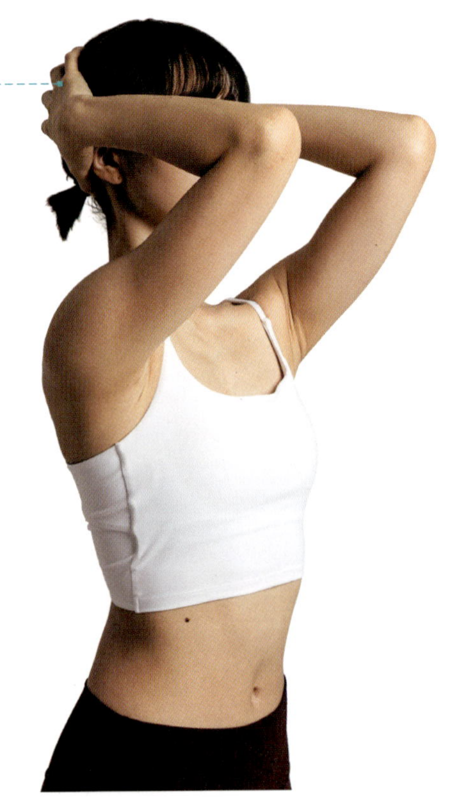

1 머리 뒤에 손 올리기

머리와 목 사이의 움푹 파인 곳을 엄지로 가볍게 누르고 나머지 네 손가락으로 뒤통수를 감싸 쥡니다.

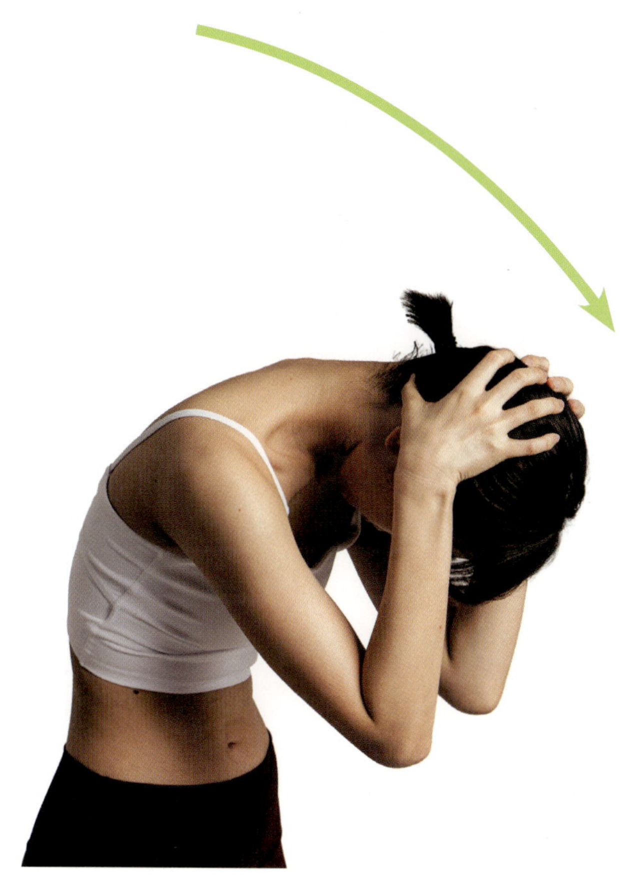

2 등 둥글게 말고 목뒤 늘이기

그 상태로 배꼽을 바라보듯 등의 위쪽을 둥글게 말아 줍니다. 등과 목뒤가 늘어나는 느낌에 집중하며 30초 동안 유지합니다. 편안히 호흡하면서 몸을 일으켜 1번 자세로 돌아옵니다. 1번과 2번 동작을 묶어 한 세드입니다. 1~2세드를 목표로 빈복힙니다.

틈틈이 목 옆 스트레칭

목표 시간 : 2분   **목표 횟수 : 1~2세트**

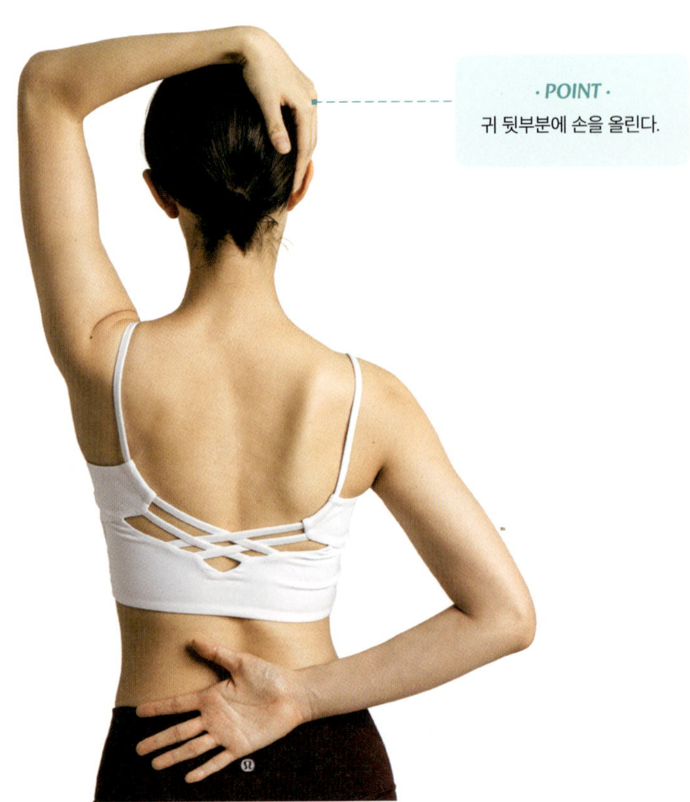

1 측두부와 골반에 손 올리기

귀 뒤쪽에 한 손을 올리고, 다른 손은 손가락을 활짝 펼친 상태로 손등을 골반 뒷부분에 댑니다.

영상으로
CHECK!

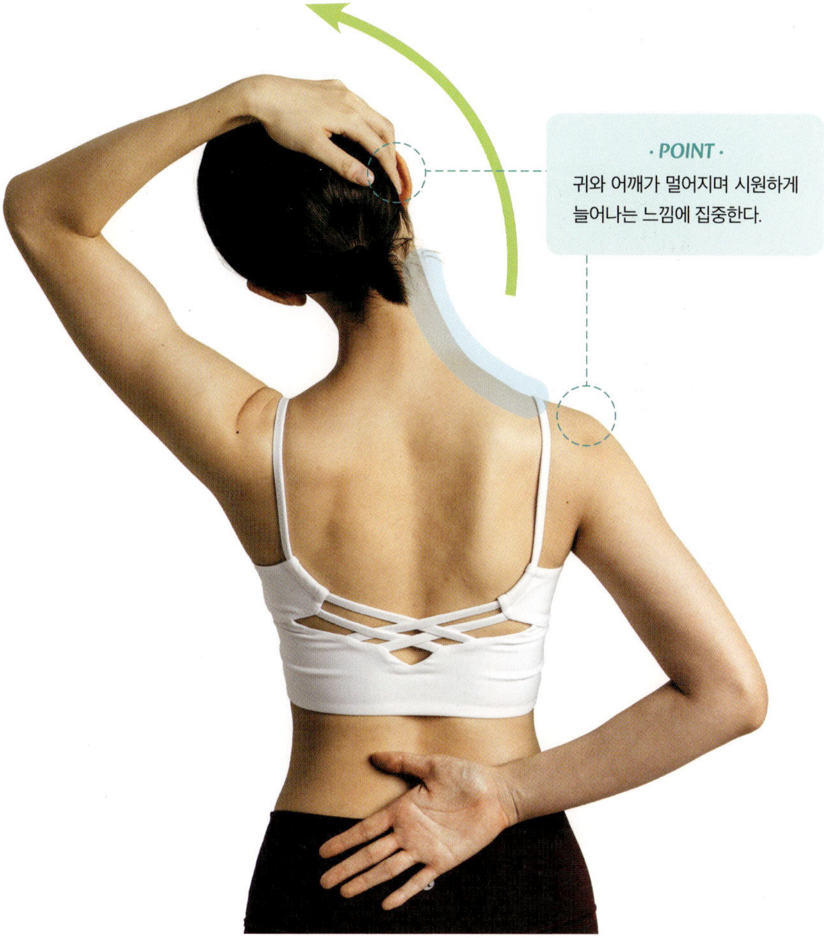

2 고개 옆으로 기울이고 30초 유지하기

숨을 들이마시면서 고개를 옆으로 기울입니다. 귓불과 쇄골 끝이 멀어진다고 상상하며 늘여 줍니다. 편안히 호흡하면서 30초 동안 유지합니다. 머리를 과하게 누르면 통증이 발생하므로 힘은 지그시 줍니다. 30초가 지나면 1번 자세로 돌아온 뒤 반대쪽도 진행합니다. 1~2세트를 목표로 반복합니다.

틈틈이 목 앞 스트레칭

목표 시간 : **1분**　　목표 횟수 : **1~2세트**

영상으로
CHECK!

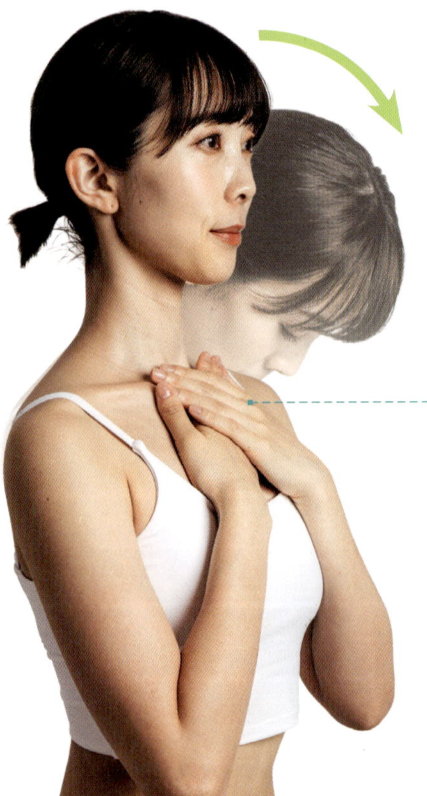

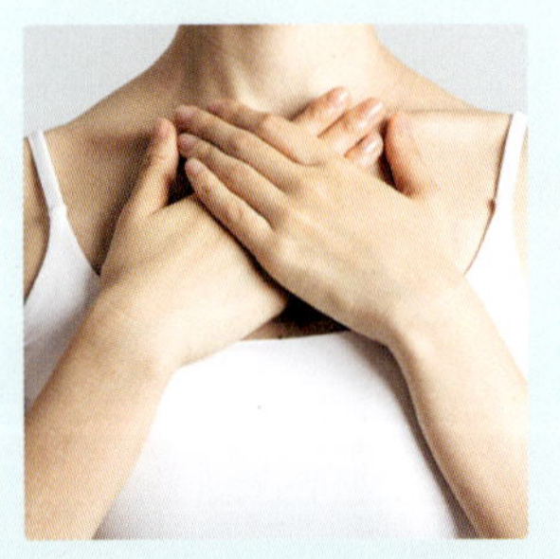

· POINT ·

어느 손을 위에 올리든 상관없다. 피부를 지그시 누르며 아래로 당긴다.

1 피부 아래로 당기며 고개 숙이기

쇄골 부근에 손을 교차하고, 손으로 누르고 있는 가슴 쪽 피부를 아래로 당기며 턱이 손에 닿도록 고개를 숙인 뒤 20초 동안 버팁니다. 편안히 호흡합니다.

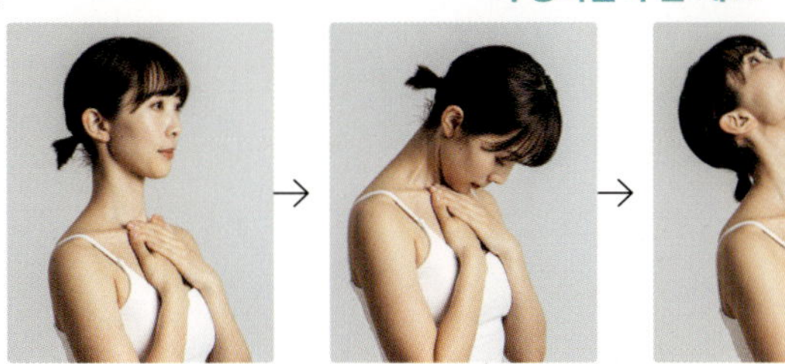

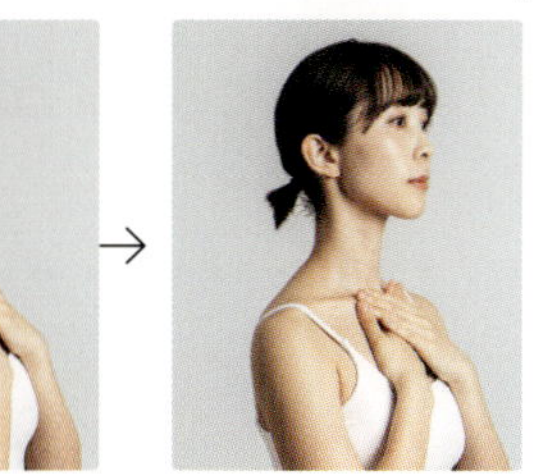

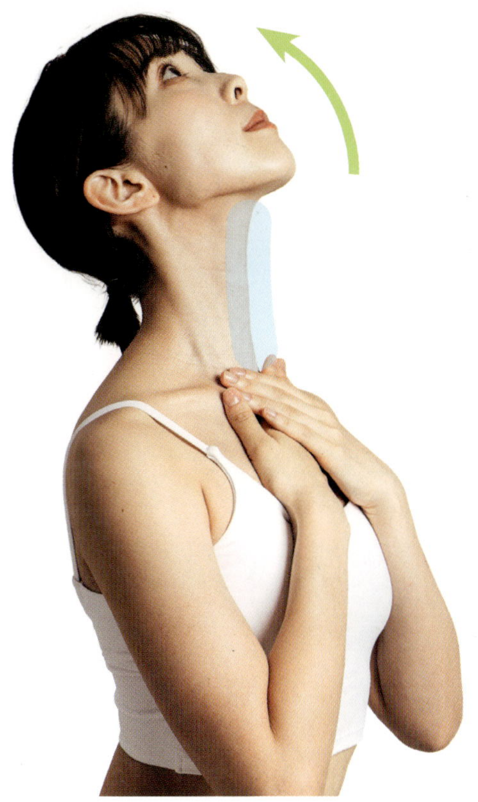

2 고개 들어 목 앞쪽 늘이기

교차한 손으로 피부를 당긴 상태에서 턱을 들어 목 앞쪽을 길게 늘이면서 20초 동안 유지합니다. 편안히 호흡하며 20초가 지나면 1번 시작 자세로 돌아옵니다. 1~2세트를 목표로 반복합니다

틈틈이 머리 위치 리셋

목표 시간 : 1분 **목표 횟수 : 3~5회씩**

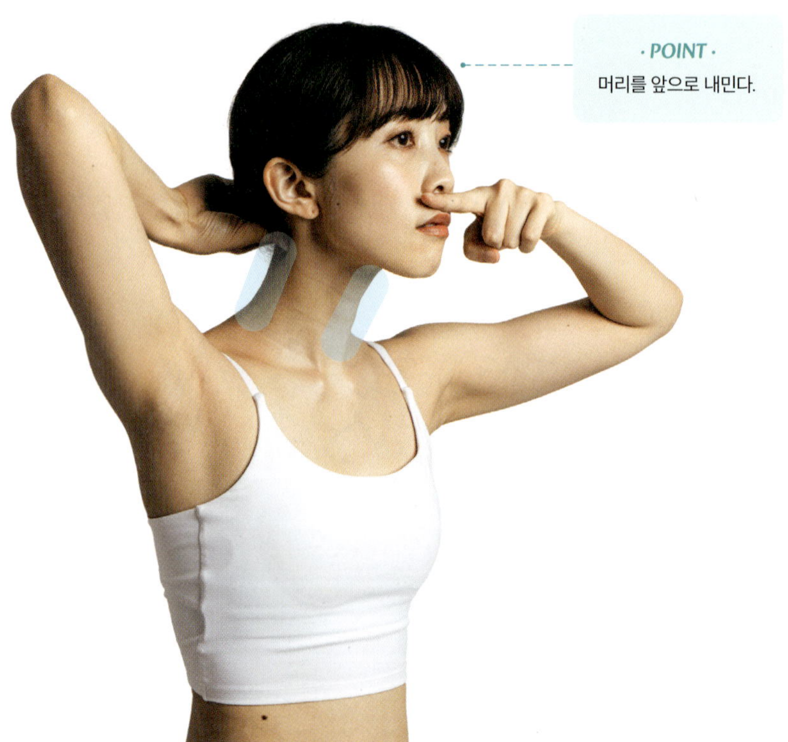

1 **손가락 대고 머리 앞으로 내밀기**

머리와 목 사이의 움푹 파인 곳을 엄지와 검지로 잡아 들어 올리고, 다른 손 검지를 코 밑에 댄 뒤 머리를 앞으로 쭉 내밉니다.

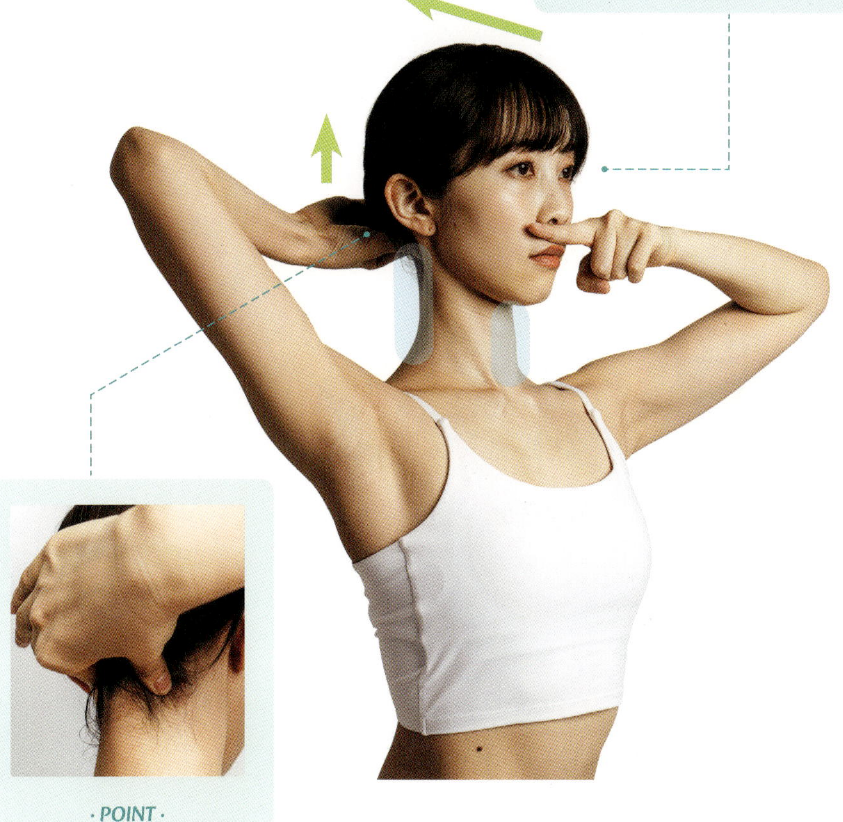

2 코 아래에 댄 손가락으로 머리 뒤로 밀기

1번의 머리를 앞으로 내민 상태에서 움푹 파인 곳을 아래에서 위로 잡아 올리며 코 밑을 뒤로 밀어 머리를 제자리로 되돌립니다. 3~5회 반복한 뒤, 두 손을 바꿔 다시 진행합니다. 편안히 호흡합니다

막대기처럼 딱딱하게 굳은 척추는
여러 통증과 불균형의 원인

척추 리셋

| 장점 |

1. 거북목, 굽은 등, 전방 경사 같은 틀어진 자세 교정
2. 목 결림, 어깨 결림, 등 뭉침과 통증 완화
3. 잔뜩 들어간 힘이 풀리면서 부드러운 움직임 회복

성인의 척추뼈는 총 24개이고 경추(목 부분), 흉추(가슴 부분), 요추(허리 부분) 세 부분으로 나뉩니다. 모든 뼈는 이어져 있고 완만한 S자 곡선을 그립니다. 그러나 대부분의 사람은 이 S자 커브가 무너졌거나 지나치게 곧게 서 있는 등 이상적인 S자 곡선을 띠고 있지 않습니다.

경추는 안정적이어야 하지만 무거운 머리를 지탱하느라 이리저리 흔들리고 툭하면 앞으로 기웁니다. 반대로 흉추는 잘 움직여야 하는데 쉽게 굳어 버리죠. 허리에는 요추밖에 없어 불안정하므로 더욱 안정시켜야 합니다. 운동할 때 허리부터 돌리는 사람이 많은데 허리는 원래 5도밖에 돌아가지 않습니다. 비트는 동작은 가슴부터 움직여야 하지요! 24개의 뼈에는 제각기 '둥글게 말기', '젖히기', '좌우로 돌기', '좌우로 굽히기' 같은 기능이 있으니 '척추 리셋'에서 그 기능을 되찾아 봅시다.

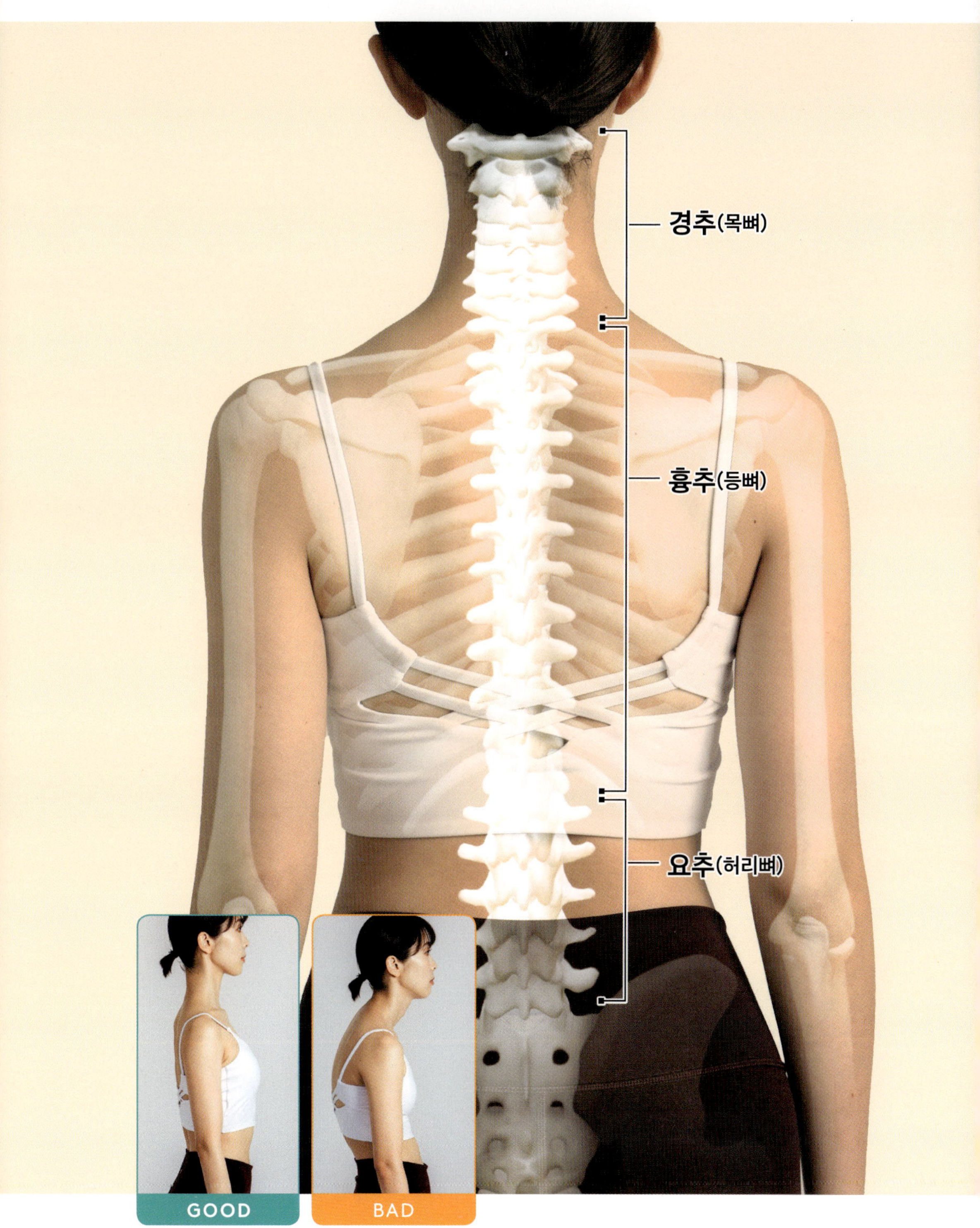

경추(목뼈)
흉추(등뼈)
요추(허리뼈)
GOOD
BAD

고양이 자세

목표 시간 : 2분　　　**목표 횟수 : 5~8회씩**

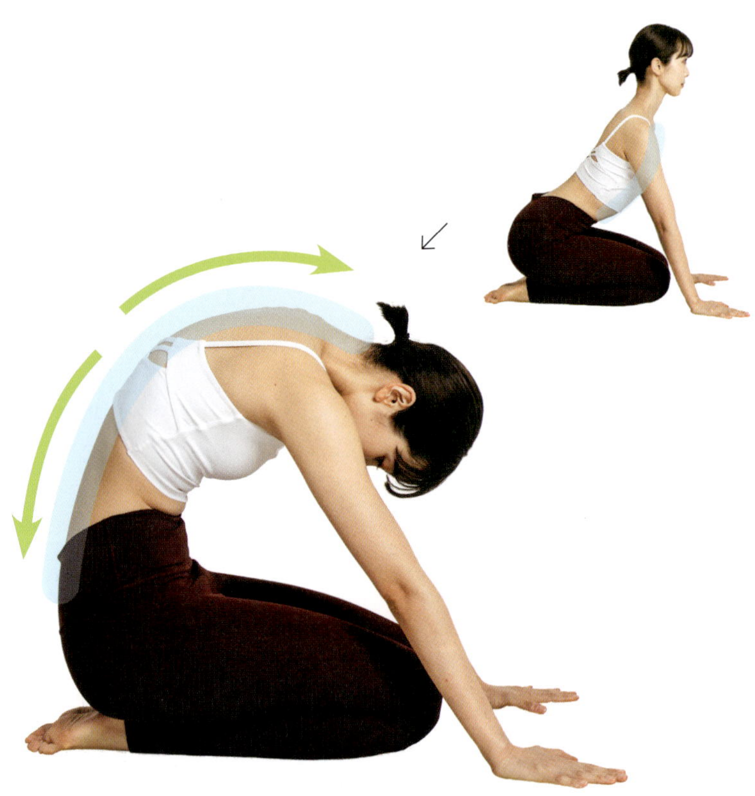

1 무릎 꿇고 앉아 등 말았다가 젖히기

무릎을 꿇고 앉습니다. 무릎이 아프면 책상다리로 앉아도 괜찮습니다. 손바닥을 쫙 펼치고 손 끝을 바깥쪽으로 살짝 돌려 바닥에 놓습니다. 그 상태로 등을 늘인 뒤 숨을 들이쉬었다가 내쉬 면서 손바닥으로 바닥을 밀며 등을 둥글게 맙니다. 들이마시는 숨에 등 위쪽부터 뼈 하나하나 를 차례로 움직이며 등을 젖힙니다. 5~8회 반복합니다.

영상으로
CHECK!

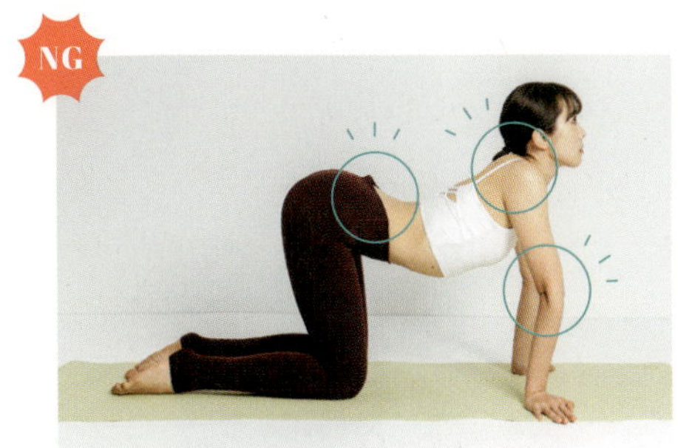

네발 기기 자세를 취할 때는 팔꿈치로 지탱하거나 어깨를
과하게 올리거나 엉덩이가 심하게 빠지지 않도록 손으로
바닥을 세게 민다.

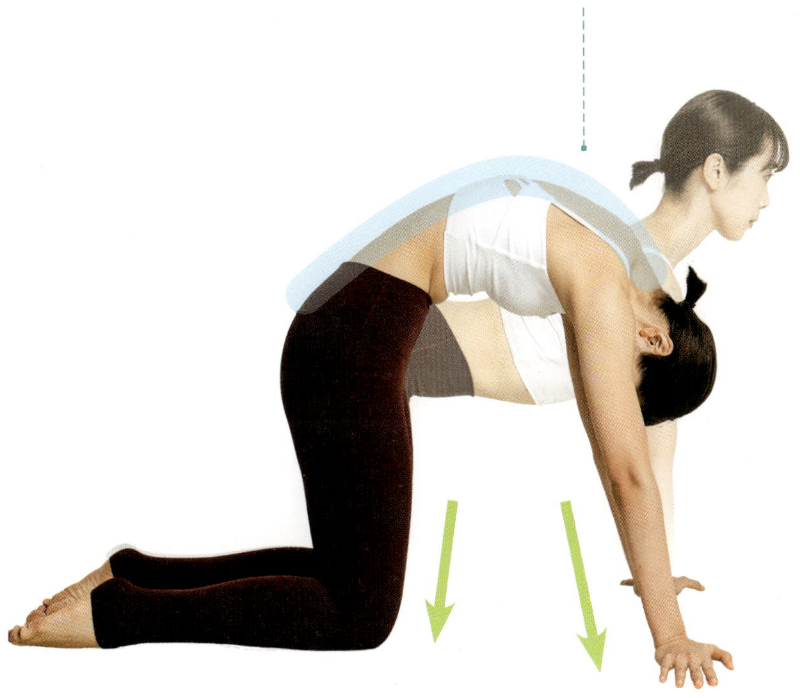

2 네발 기기 자세로 등 말았다가 젖히기

다리를 골반 너비로 벌리고 손은 어깨 바로 밑에 놓아 네발 기기 자세를 취합니다. 손끝은 완
전히 바깥쪽으로 돌립니다. 등을 늘이고 숨을 들이쉬었다가 내쉬면서 등을 둥글게 맙니다. 들
이마시는 숨에 등을 젖힙니다. 5~8회 반복합니다.

등 스트레칭

목표 시간 : 2분   **목표 횟수 : 좌우 1~2세트**

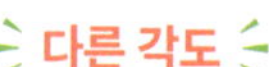

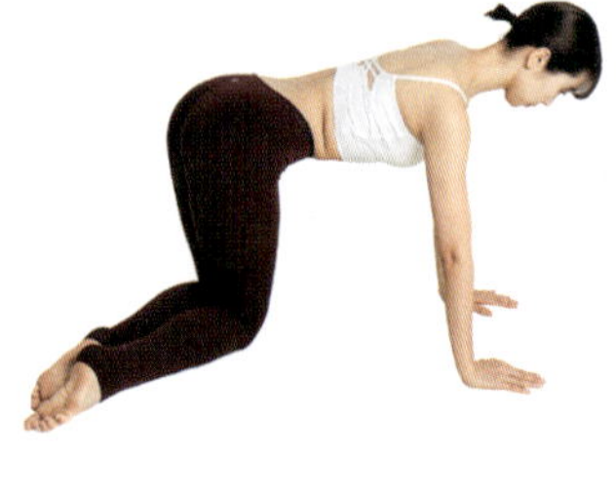

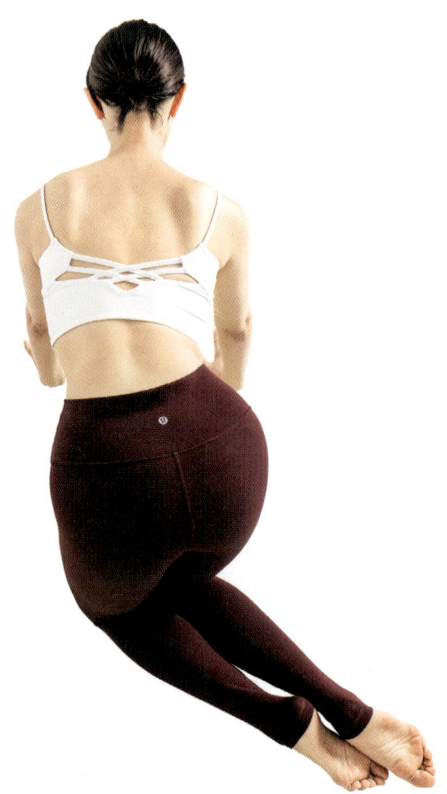

1 **네발 기기 자세에서 무릎 아래쪽 옆으로 틀기**

네발 기기 자세에서 무릎을 꼭 붙입니다. 두 무릎의 아래쪽을 오른쪽으로 보냅니다.

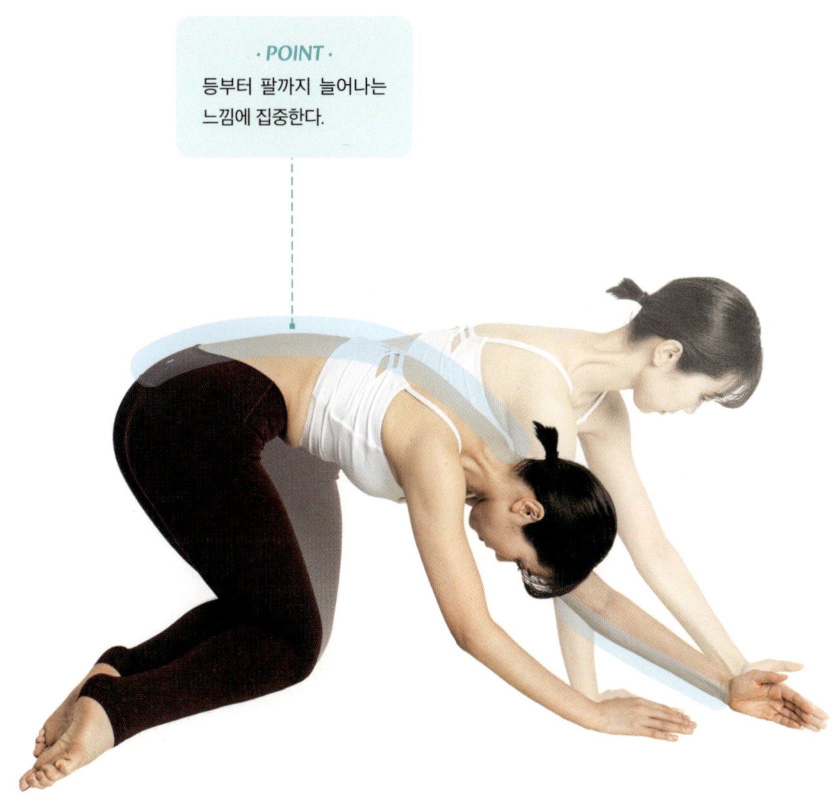

2 한 팔을 사선으로 뻗고 엉덩이 뒤로 빼기

편안히 호흡하며 왼손 새끼손가락을 오른손 앞에 놓습니다. 그 상태에서 엉덩이를 왼쪽 사선 방향으로 뺍니다. 팔뚝부터 겨드랑이를 지나 옆구리까지 죽 길어지는 느낌에 집중하면서 30초 동안 유지합니다. 반대쪽도 똑같이 반복합니다. 가능하다면 좌우 2세트씩 진행합니다

척추 트위스트

목표 시간 : 4분   **목표 횟수 : 좌우 3~5회씩**

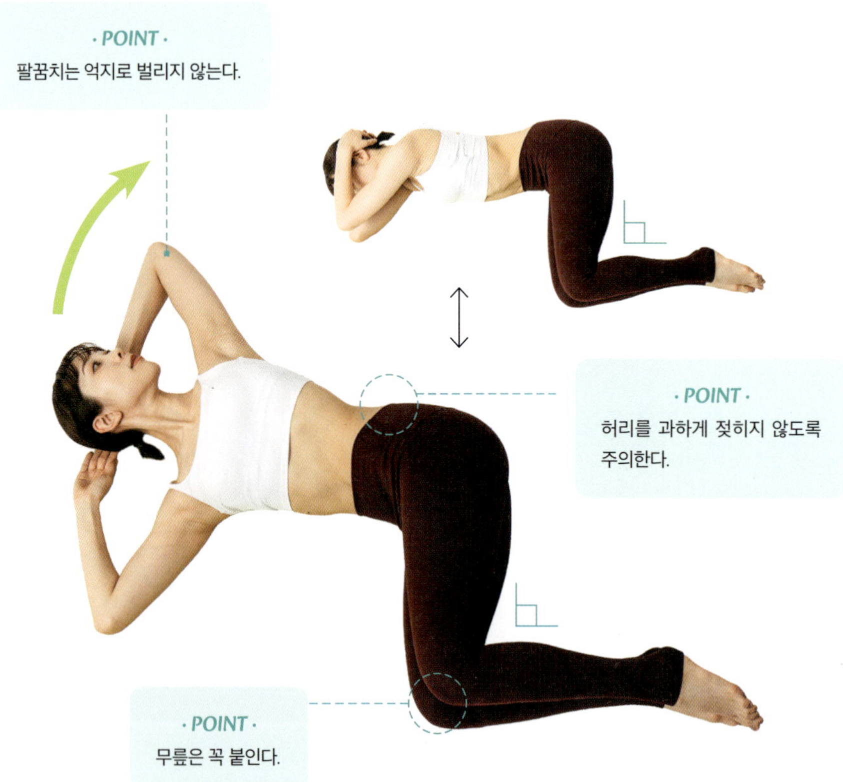

1 늑골부터 틀어서 가슴 열기

옆으로 누워 두 무릎을 직각으로 굽히고 머리부터 골반까지 일직선이 되도록 합니다. 두 팔꿈치를 굽혀서 손을 머리 뒤에 댑니다. 골반 위치를 고정한 상태에서 늑골을 틀면서 들이마시는 숨에 가슴을 열고, 가능하다면 시선을 뒤로 보냅니다. 숨을 내쉬면서 시작 자세로 돌아옵니다.

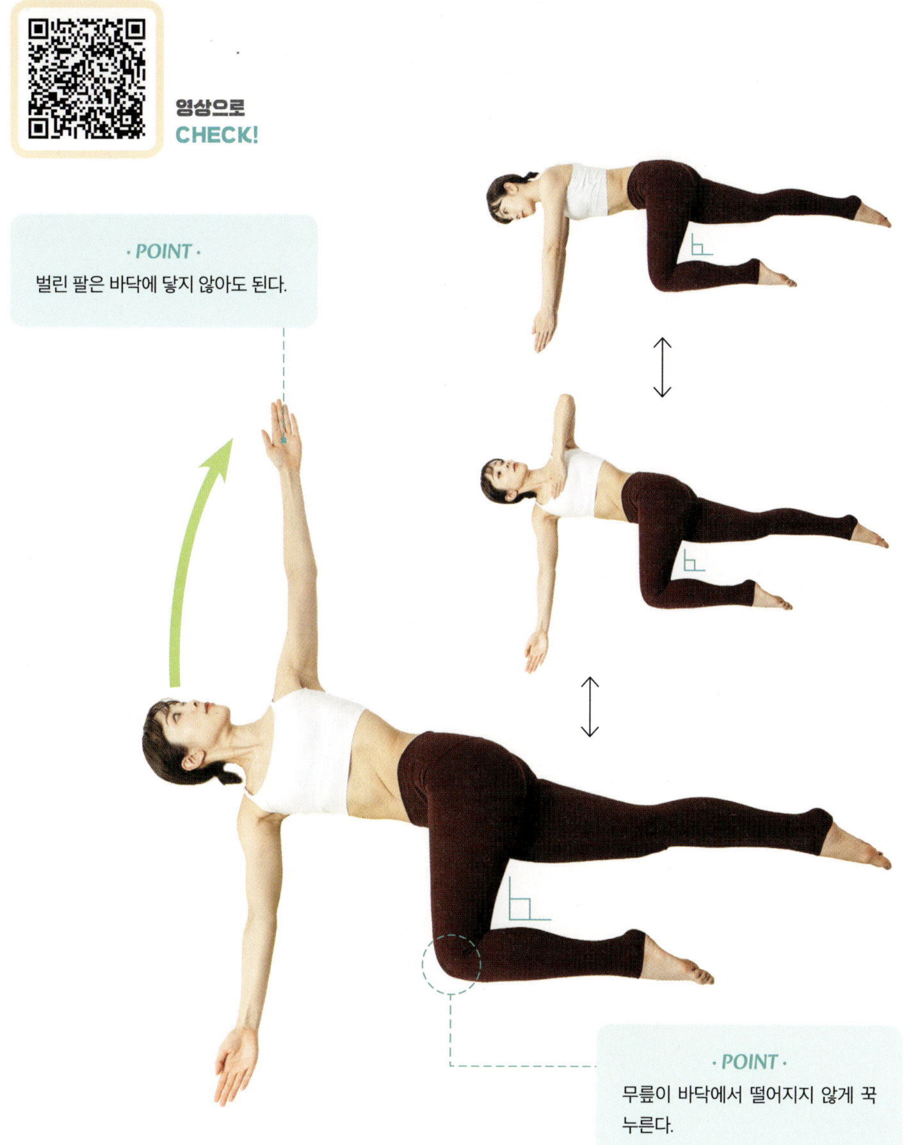

2 가슴 열고 팔 벌리기

옆으로 누워 위쪽 다리를 직각으로 굽히고 아래쪽 다리는 쭉 폅니다. 무릎을 바닥에 붙인 채
가슴 앞에 손바닥을 모으고 숨을 크게 들이쉬었다가 내쉬면서 손으로 상체를 쓸며 가슴을 열
어 줍니다. 벌린 손은 바닥에 닿지 않아도 됩니다. 무릎이 뜨지 않도록 꼭 눌러 줍니다. 좌우
3·5회씩 반복합니다.

사이드 스트레칭

목표 시간 : 2분 　　**목표 횟수 : 좌우 3~5회씩**

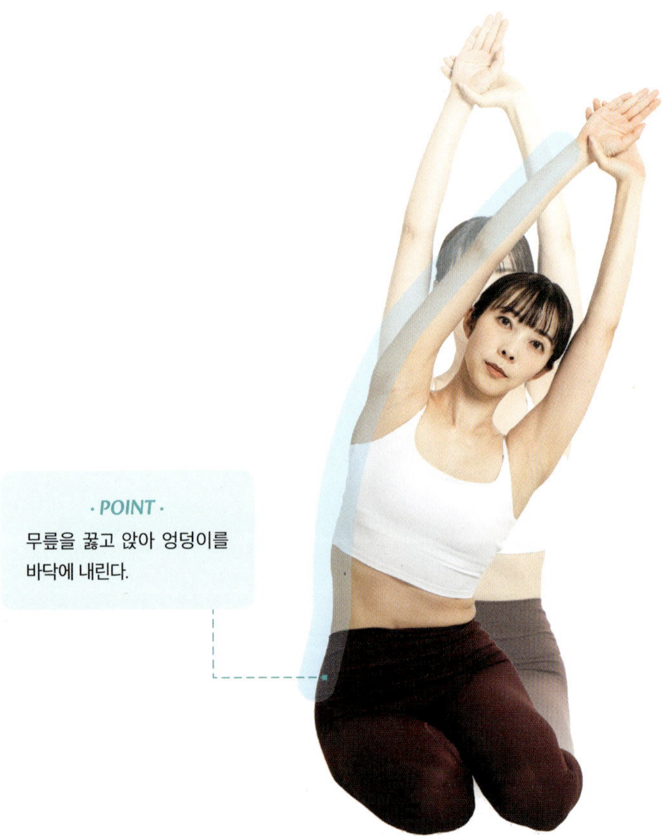

1 무릎 꿇고 앉아 옆구리 늘이기

무릎을 꿇고 앉아 팔을 위로 쭉 뻗습니다. 왼손으로 오른 손목을 잡고 엉덩이를 오른쪽으로 내립니다. 숨을 들이마시면서 상체를 옆으로 기울이고 몸을 길게 늘여 줍니다.

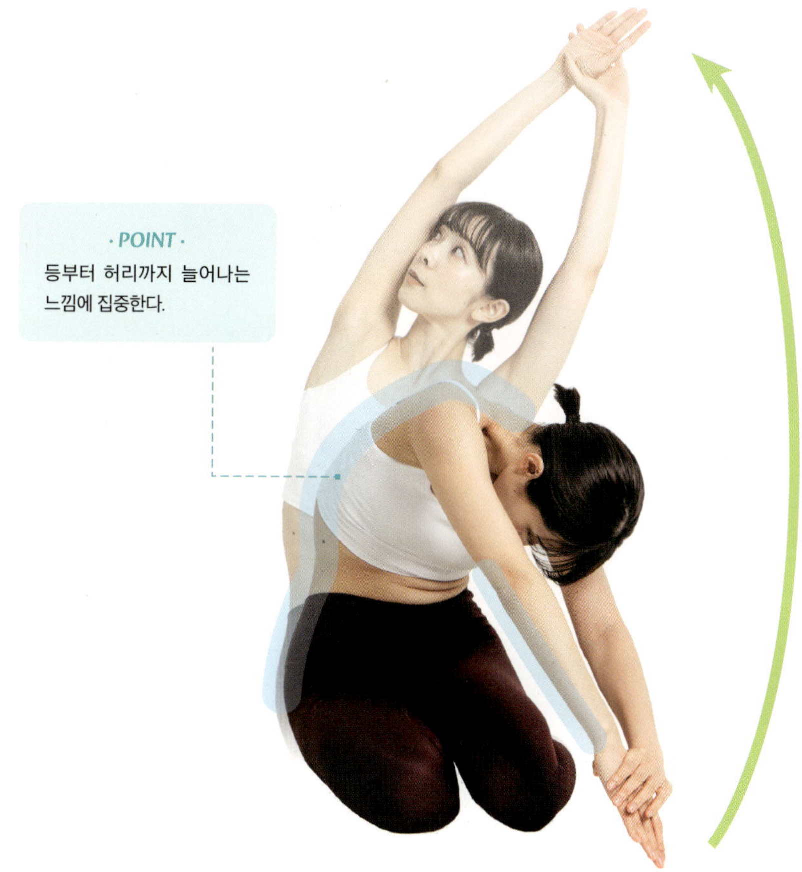

2 등 말았다가 일어나 천장 보기

1번의 몸을 옆으로 기울인 상태에서 숨을 내쉬며 왼쪽 앞 사선 방향으로 손을 내리고 등을 둥글게 맙니다. 숨을 들이마시면서 몸을 일으키고 천장을 바라보며 옆구리를 길게 늘여 줍니다. 1·2번 동작을 좌우 3·5회씩 반복합니다.

쭉쭉 스트레칭

목표 시간 : 3분　　　**목표 횟수 : 좌우 3~5회씩**

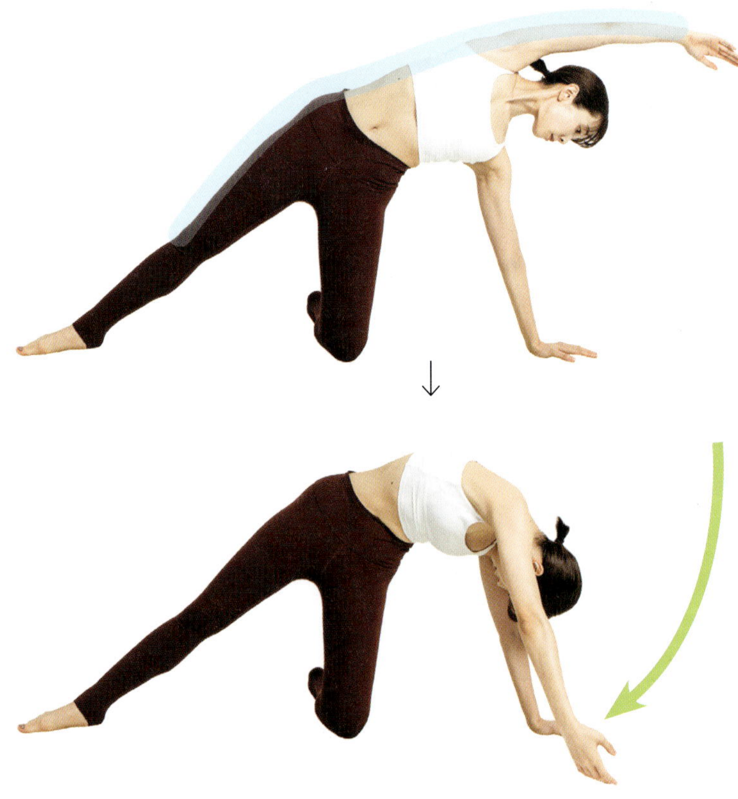

1 옆구리 늘이며 등 말기

무릎을 꿇고 일어나서 한 다리를 옆으로 뻗습니다. 어깨 바로 밑에 손목을 두고 몸을 옆으로 기울입니다. 숨을 들이쉬었다가 내쉬면서 등을 둥글게 말고, 새끼손가락이 바닥에 닿을 때까지 팔을 앞쪽 사선 방향으로 내립니다. 이 자세를 유지합니다.

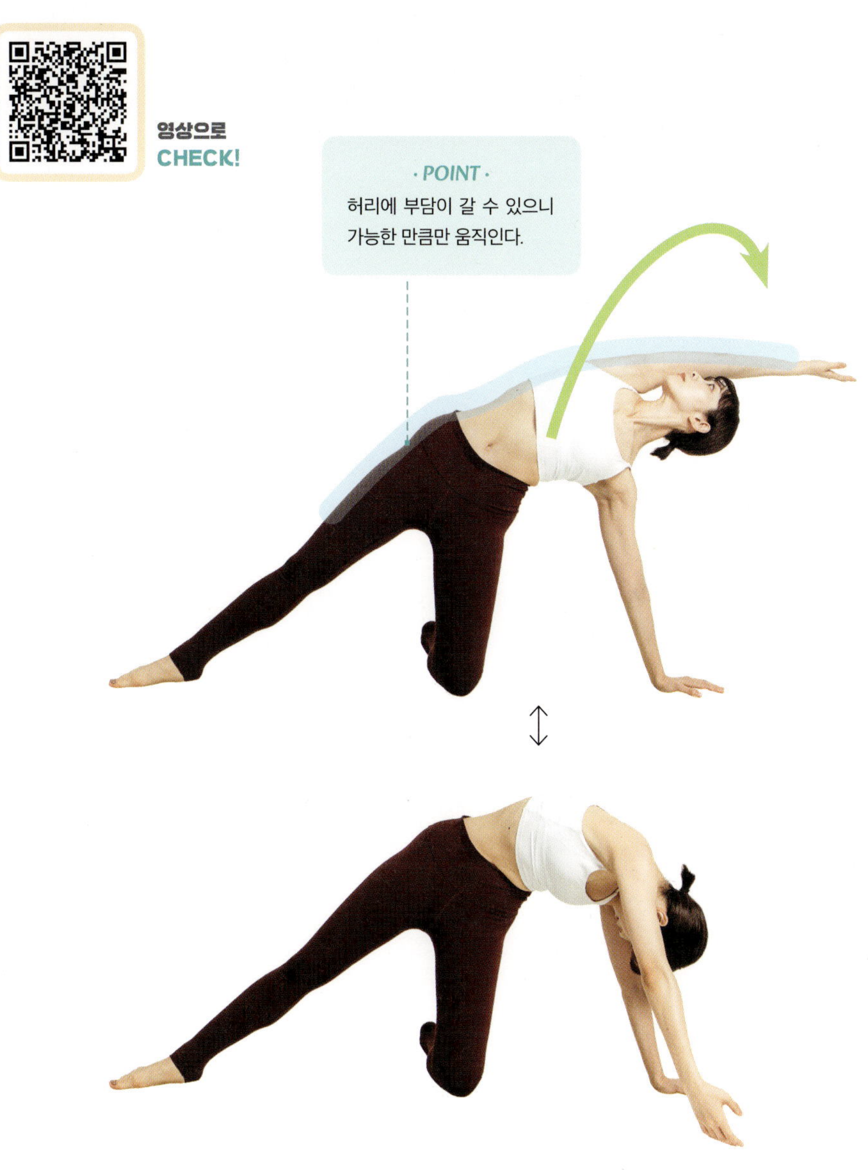

2 옆구리 늘이며 가슴 열기

1번 마지막 자세에서 손바닥과 머리가 천장을 바라보도록 가슴을 활짝 열어 줍니다. 숨을 내쉬면서 등을 둥글게 말고 새끼손가락이 바닥에 닿을 때까지 팔을 앞쪽 사선 방향으로 내립니다. 손바닥 방향을 신경 쓰면서 좌우 3~5회씩 반복합니다.

백조 스트레칭

목표 시간 : 20초　　**목표 횟수 : 2~3회**

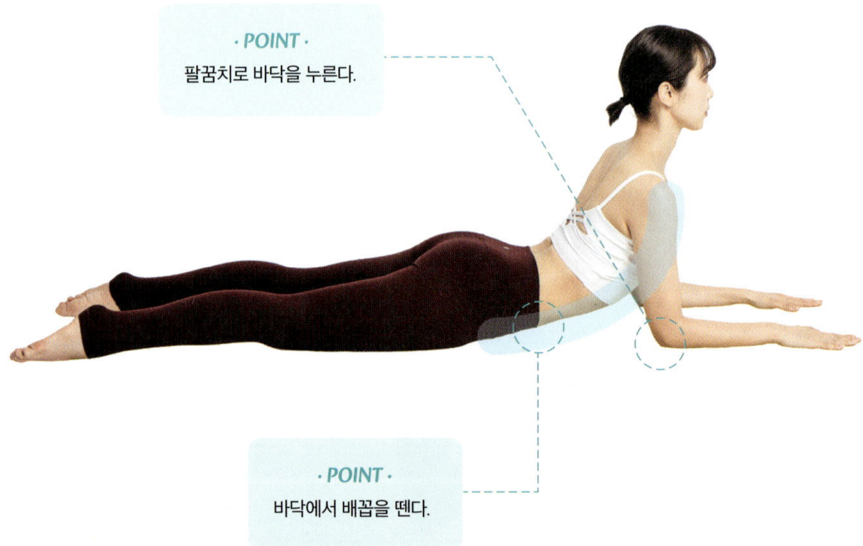

1 엎드린 자세에서 등 젖히기

다리는 골반 너비로 벌리고 어깨 바로 밑에 팔꿈치를 둔 다음 손바닥을 펼쳐서 엎드립니다. 배꼽은 바닥에서 살짝 떼고 등을 조금씩 젖힙니다. 2~3회를 목표로 반복합니다. 편안히 호흡합니다.

가능한 사람은 도전해 보세요

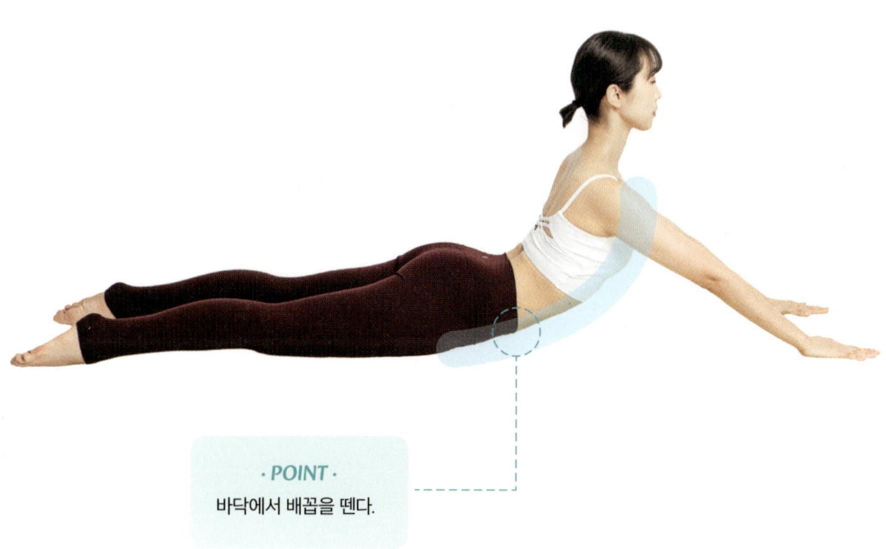

2 팔 뻗고 등 젖히기

가능하다면 팔을 뻗고 손바닥으로 바닥을 꾹 누르며 배꼽을 바닥에서 떨어뜨린 상태로 등을 젖힙니다. 치골과 명치가 멀어지도록 젖히며 배와 가슴이 늘어나는 느낌에 집중합니다. 편안히 호흡합니다.

긴장을 풀어 부드럽고 편안하게 움직이는
아름다운 상체 만들기

늑골 리셋

| 장점 |

1. 어깨와 팔이 가벼워지고 상체가 부드럽게 움직인다
2. 볼록 나온 아랫배가 사라지고 처진 가슴도 올라간다
3. 장기의 부담이 줄고 호흡의 질이 좋아져 몸이 편안해진다

흉추 12개와 좌우 12쌍의 늑골, 가운데에 넥타이처럼 생긴 흉골이 있는 부분을 흉곽이라고 합니다. 흉곽은 새장 같은 생김새로 생명을 유지하는 데 필요한 장기를 보호하고 있으며, 새장 가장 안쪽에는 호흡에 중요한 횡격막이 붙어 있습니다.

이 형태가 무너지거나 앞뒤로 기울면 늑골이 딱딱하게 굳으며 유연성이 떨어지고 횡격막도 제대로 움직이지 못합니다. 횡격막의 움직임이 둔해지면 호흡이 얕아지고 몸에 각종 문제가 발생하죠. 늑골과 흉추는 운명 공동체입니다. 늑골이 굳으면 흉추도 영향을 받아 굳고, 목과 허리 통증, 전방 경사가 나타나며 등까지 굽습니다.

새장을 제자리로 되돌려 움직임을 부드럽게 만들어 봅시다. 늑골이 제 기능을 되찾으면 등까지 사용해 숨을 들이쉬고 내쉴 수 있게 되면서 "내 몸이 이렇게 깊게 숨을 쉴 수 있다니!" 하고 놀랄 거예요.

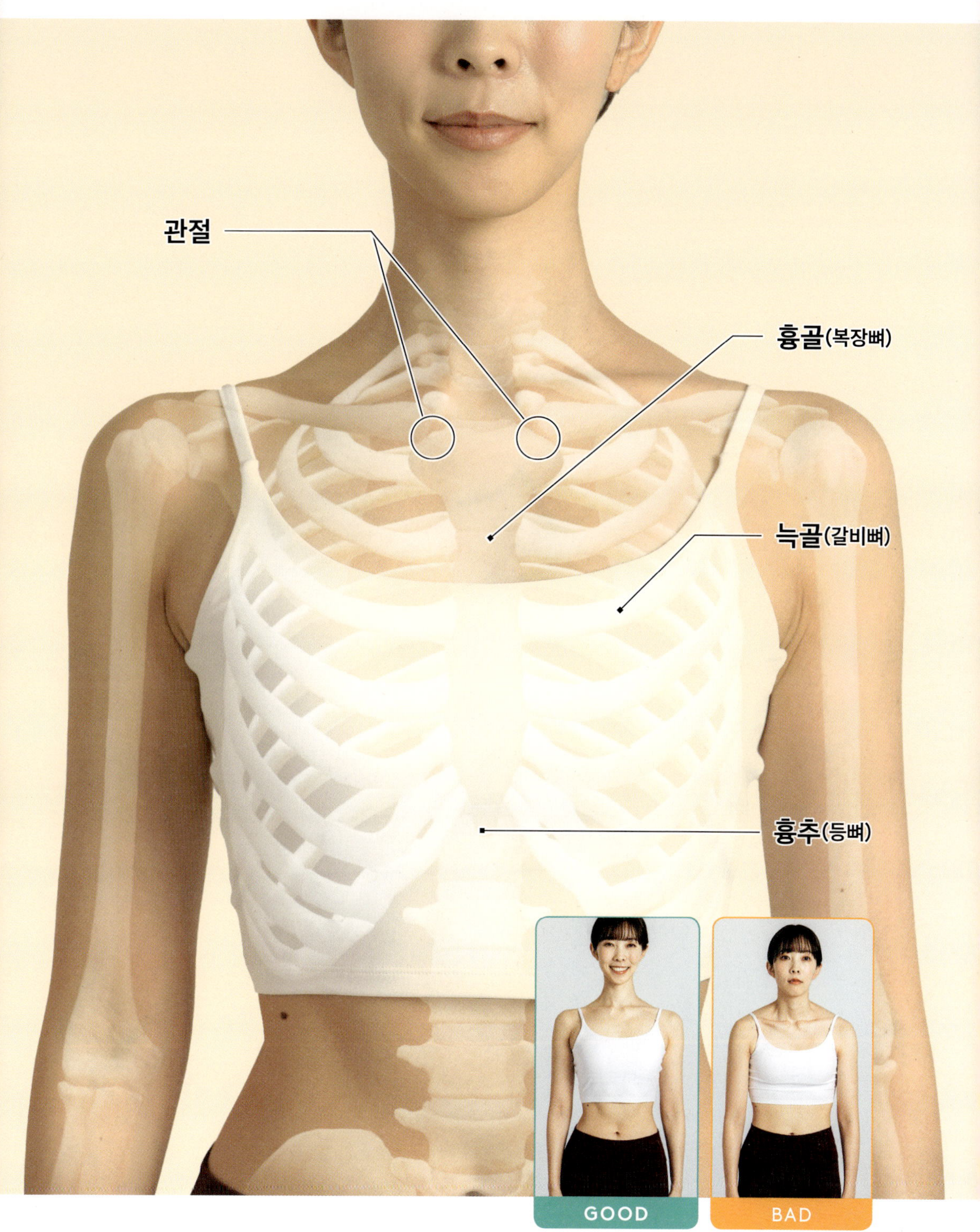

관절
흉골(복장뼈)
늑골(갈비뼈)
흉추(등뼈)
GOOD
BAD

늑골 말기 스트레칭

목표 시간 : 1~2분　　　**목표 횟수 : 3~5세트**

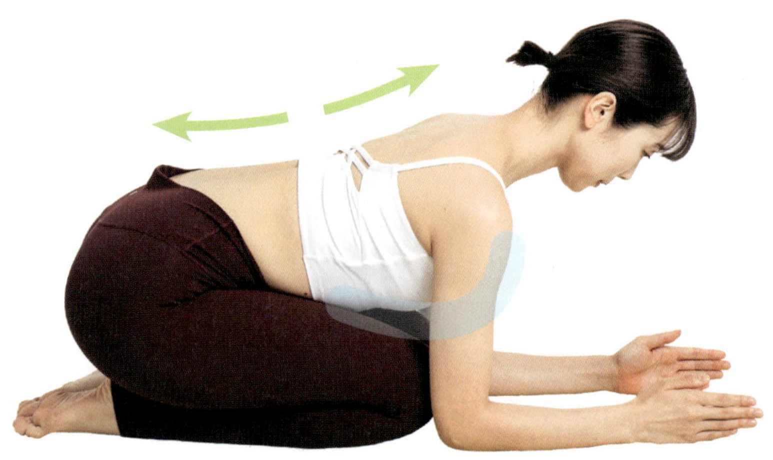

1 **팔꿈치로 받치고 등 늘이기**
무릎을 꿇고 어깨 바로 밑에 팔꿈치를 놓고 손바닥을 마주 보게 합니다. 무릎을 꿇기가 힘들면
책상다리를 해도 괜찮습니다. 등을 길게 늘입니다.

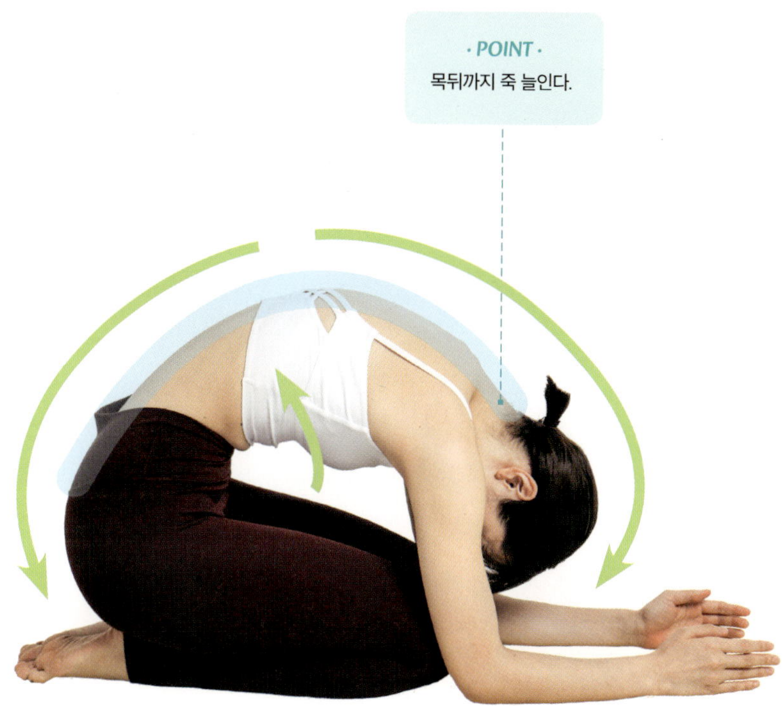

2 등 둥글게 말고 10초 버티기

숨을 들이쉬었다가 내쉬면서 팔꿈치로 바닥을 꾹 누르며 등을 둥글게 맙니다. 척추까지 숨을
채운다고 상상하며 호흡하고 10초 동안 버팁니다. 숨을 들이마시며 척추를 하나하나 움직여
등을 길게 늘이고 1번 자세로 돌아옵니다. 1·2번 동작을 3·5세트 반복합니다.

흉추 말기 스트레칭

목표 시간 : 3~4분   **목표 횟수 : 4~6회씩**

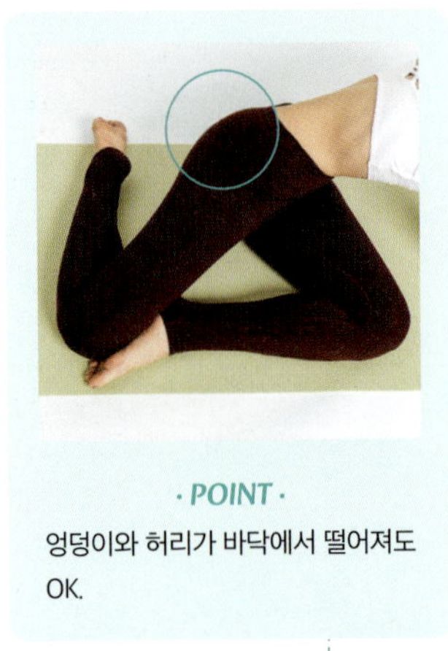

· POINT ·

엉덩이와 허리가 바닥에서 떨어져도 OK.

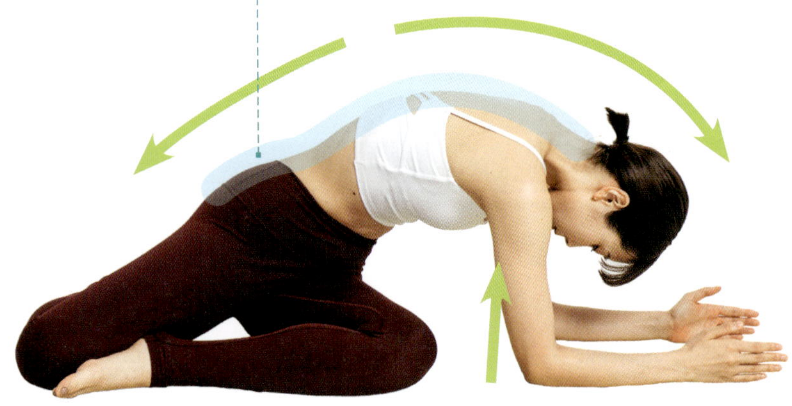

1 몸 틀고 등 말기

왼쪽 발바닥을 오른 무릎 위쪽에 붙이고, 왼쪽 무릎이 향하는 방향으로 몸을 틀어 굽힌 뒤 어깨 바로 밑에 팔꿈치를 놓고 손바닥을 마주 보게 합니다. 숨을 들이쉬었다가 내쉬면서 팔꿈치로 바닥을 꾹 누르고 가슴이 바닥에서 멀어지도록 등을 둥글게 맙니다.

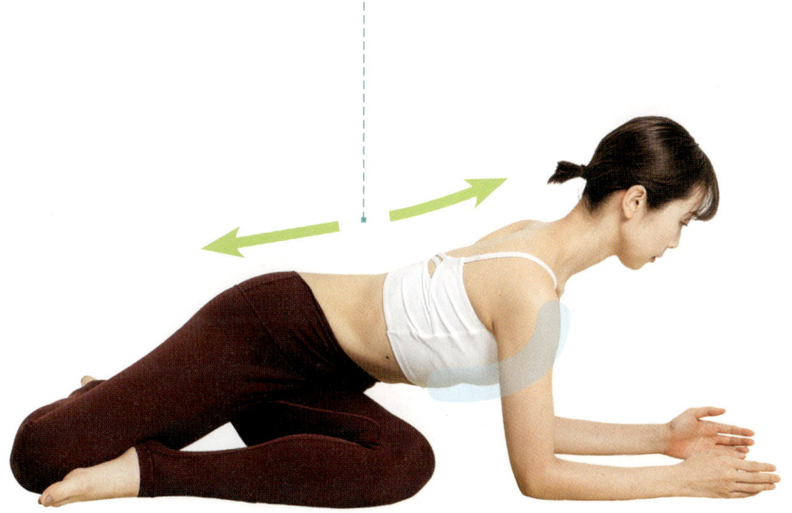

2 몸 틀고 등 늘이기

숨을 들이쉬며 척추를 하나하나 늘입니다. 할 수 있는 만큼 등을 길게 뻗습니다. 4~6회 반복하고 반대쪽도 똑같이 진행합니다.

흉곽 트위스트 1

목표 시간 : 5분　　　**목표 횟수 : 5~8회씩**

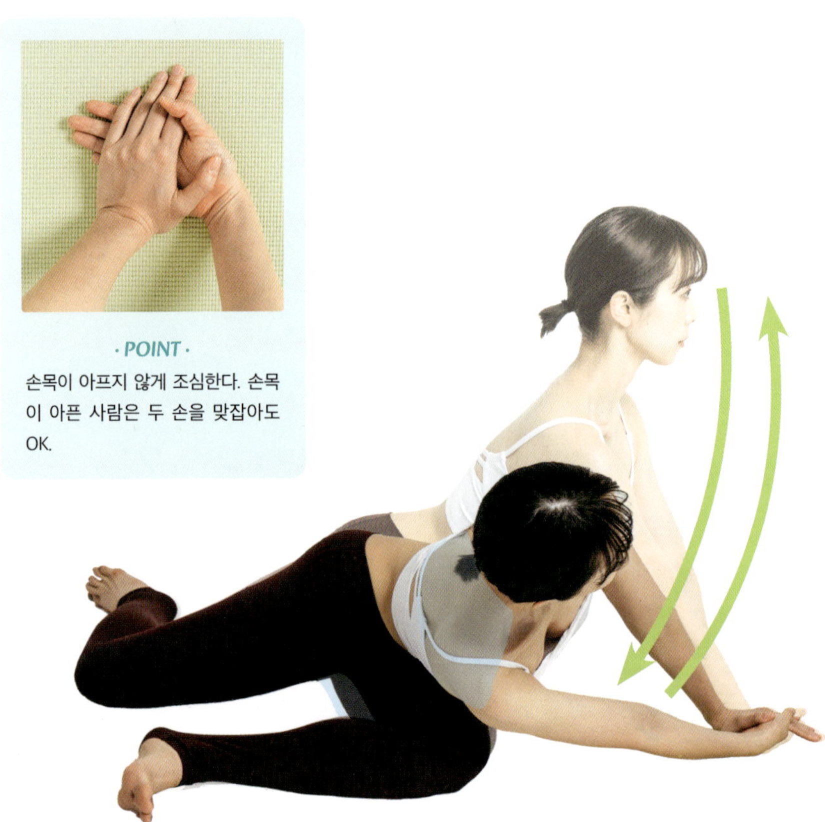

· POINT ·

손목이 아프지 않게 조심한다. 손목
이 아픈 사람은 두 손을 맞잡아도
OK.

1 팔꿈치 뻗고 몸 옆으로 굽히기

왼쪽 다리를 앞에 두고 두 다리를 직각으로 굽힙니다. 몸을 왼쪽으로 틀고 왼손 아래에 오른손
을 넣어 손을 맞잡습니다. 팔꿈치는 곧게 폅니다. 숨을 들이쉬었다가 내쉬면서 오른쪽 어깨를
바닥으로 내립니다. 숨을 들이마시며 제자리로 돌아옵니다. 좌우 5~8회 반복합니다.

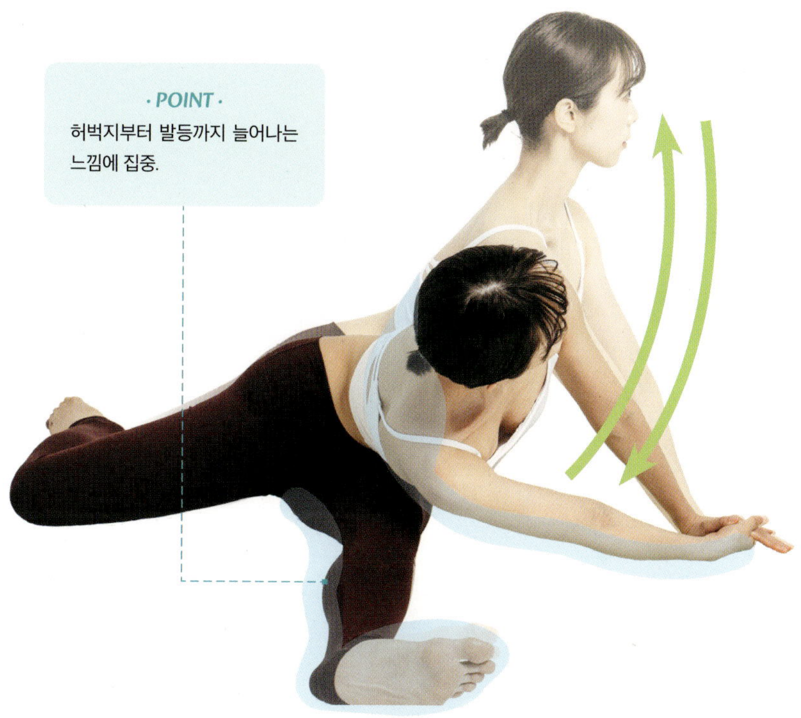

2 다리 뻗고 몸 옆으로 굽히기

가능한 사람은 1번 자세에서, 직각으로 굽힌 왼쪽 다리를 쭉 뻗어 똑같이 스트레칭 합니다. 이 때 뻗은 다리의 무릎은 살짝 굽혀도 괜찮습니다. 할 수 있다면 발등을 당겨 봅니다. 좌우 5~8회 반복합니다.

흉곽 트위스트 2

목표 시간 : 2분　　　**목표 횟수 : 4~6회씩**

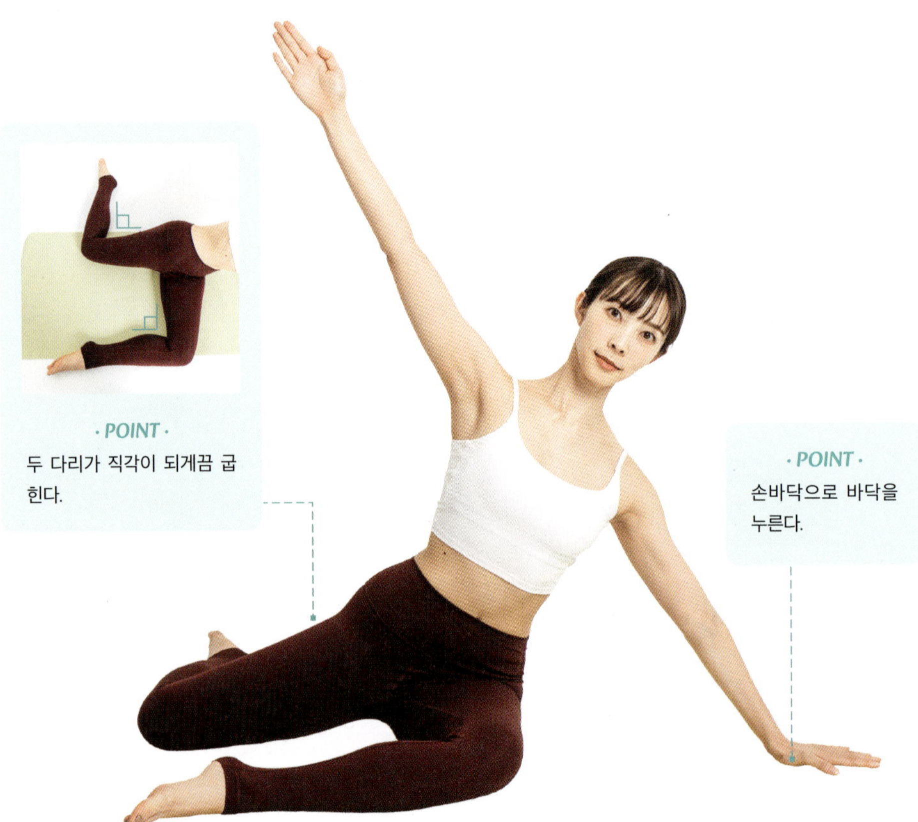

1 팔 올리고 가슴 열기

왼쪽 다리를 앞에 두고 두 다리를 직각으로 굽힙니다. 왼손은 손끝이 옆을 향하게 돌려서 바닥
에 두고 오른손은 하늘로 뻗어 오른손부터 왼쪽 손목까지 일직선이 되게 합니다. 아래쪽 손으
로 바닥을 꾹 누릅니다.

영상으로
CHECK!

다른 각도

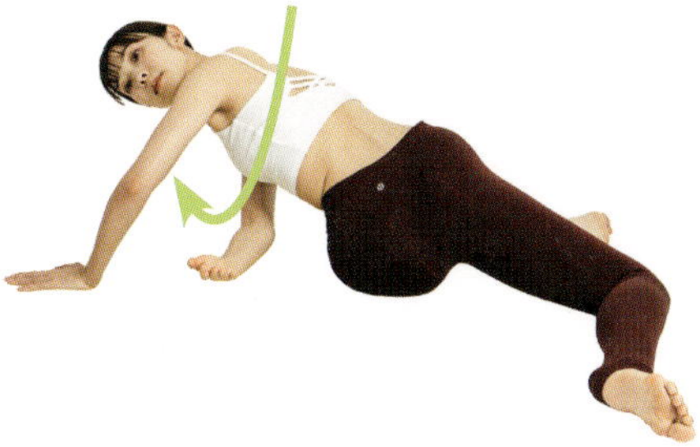

시선은 곧게. 등, 가슴, 엉덩이가 늘어나는 느낌에 집중.

· POINT ·
어깨는 바닥에서 떨어뜨린다.

· POINT ·
팔을 어깨 밑으로 통과시키고 팔꿈치를 편다.

2 몸 틀고 팔 통과시키기

숨을 내쉬면서 아래쪽 팔꿈치를 굽히며 오른팔을 왼팔 안쪽으로 통과시킵니다. 어깨가 바닥에 닿지 않도록 합니다. 숨을 들이쉬며 1번 자세로 돌아옵니다. 1~2번 동작을 좌우 4~6회씩 반복합니다.

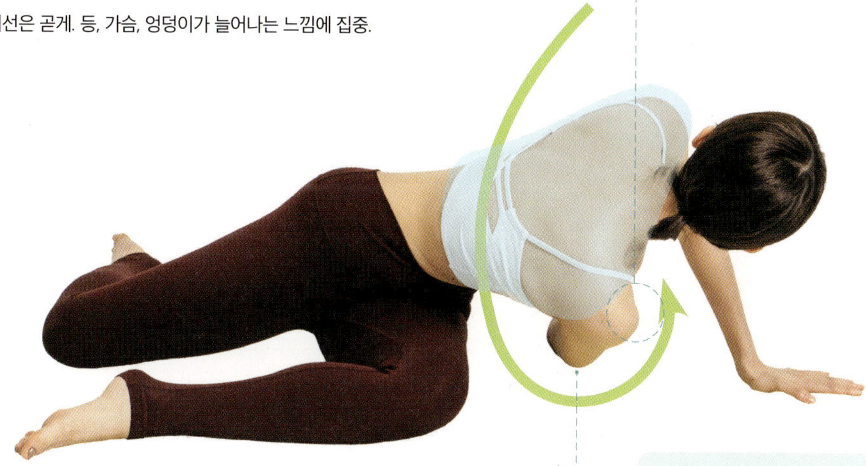

옆구리 풀기

목표 시간 : 3분　　　**목표 횟수 : 5~8회씩**

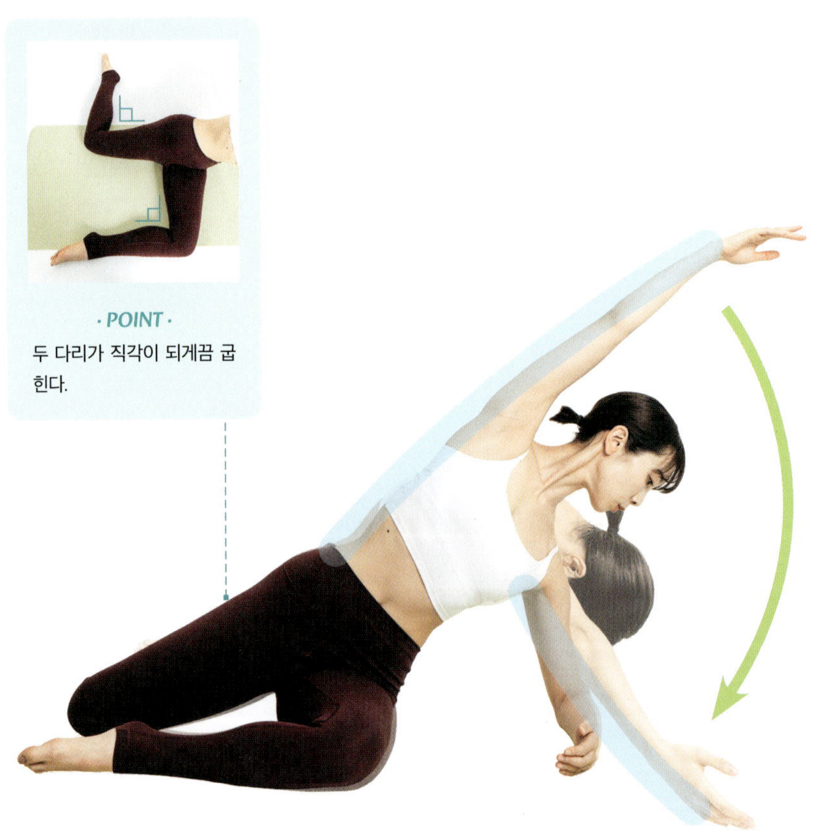

1　옆구리 늘이고 등 말기

다리가 직각이 되도록 무릎을 굽히고 어깨 바로 밑에 팔꿈치를 둡니다. 다른 쪽 팔을 위로 뻗고 옆으로 몸을 기울입니다. 숨을 들이마셨다가 내쉬면서 등을 둥글게 말고 팔을 비스듬히 앞으로 내립니다.

영상으로
CHECK!

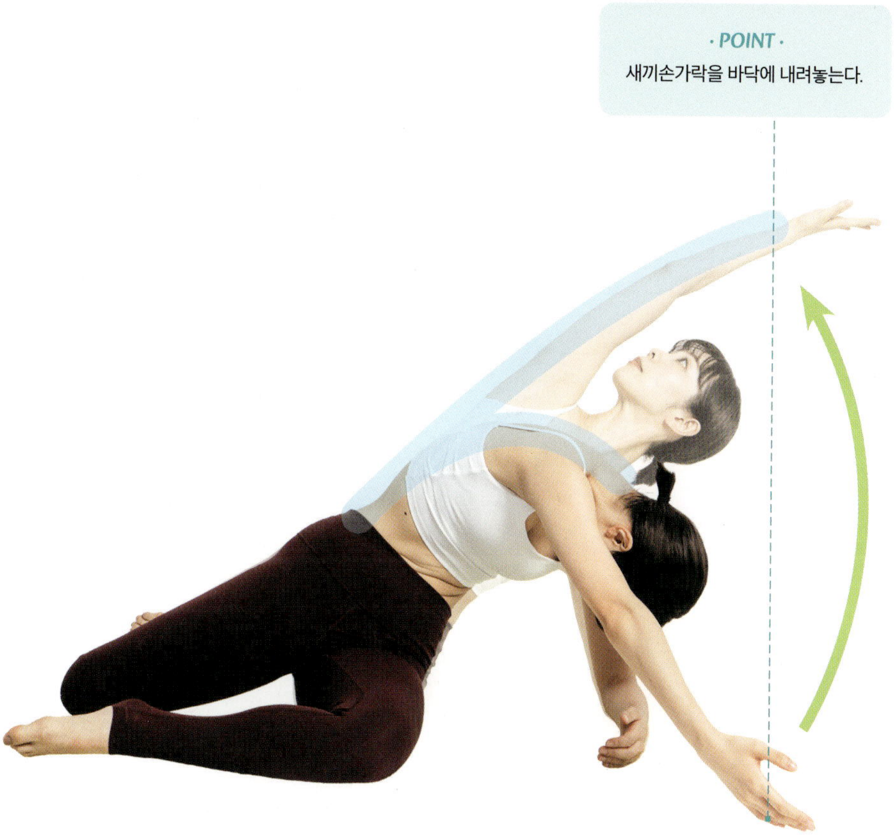

2 옆구리 늘이고 가슴 열기

숨을 들이쉬면서 손바닥이 하늘을 향하게 가슴을 활짝 열어 줍니다. 시선도 하늘을 바라봅니다. 1~2번 동작을 좌우 5~8회씩 반복합니다.

늑골 세우기

목표 시간 : 1분   **목표 횟수 : 4~6회**

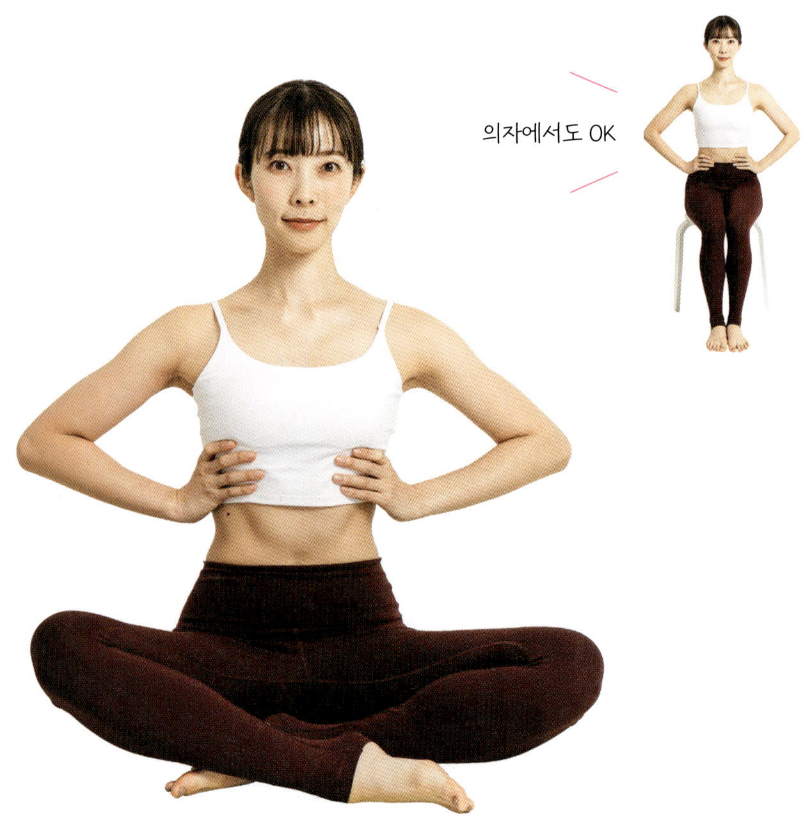

1 책상다리하고 늑골 아래쪽에 손 올리기

골반을 세우고 책상다리로 앉습니다. 골반을 세우기 힘들면 엉덩이 밑에 수건을 대서(50쪽 참조) 높이를 조절하거나 의자에 앉아서 합니다. 늑골 아래쪽에 손을 올립니다.

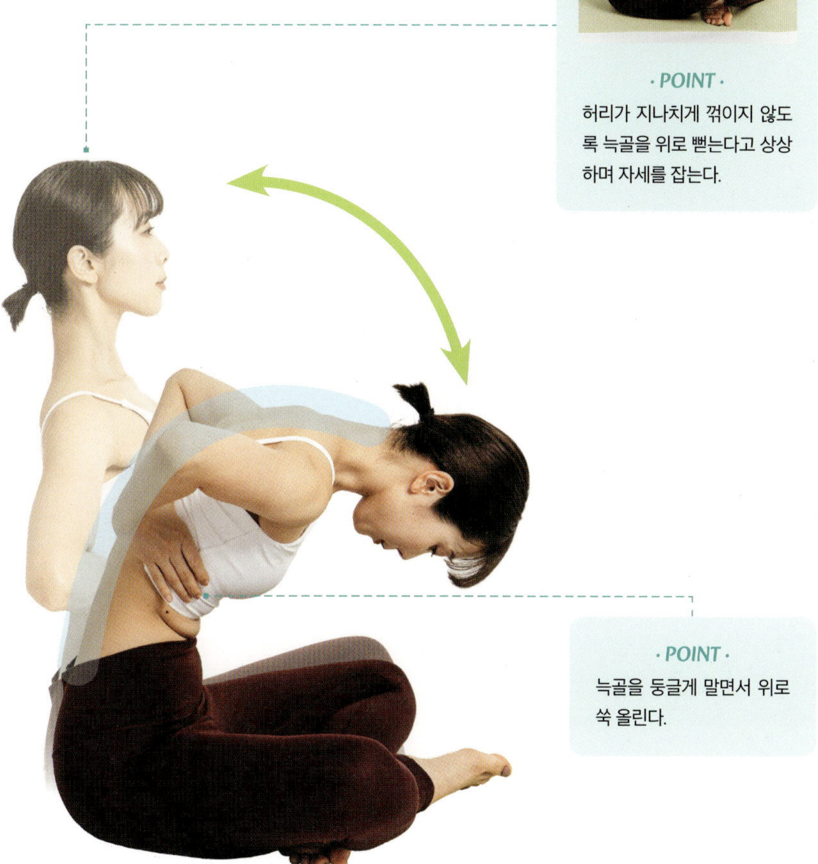

2 등 말고 늑골 올리기

늑골 바로 밑에 막대기를 댔다고 상상하며 숨을 들이쉬었다가 내쉬면서 그 막대기를 넘어가
듯이 등을 둥글게 말아 줍니다. 이때 골반은 움직이지 않게 고정합니다. 숨을 들이쉬며 늑골
을 살짝 들어 올리고 척추를 아래쪽부터 하나씩 쌓아 올린다는 느낌으로 시작 자세로 돌아옵
니다. 호흡에 맞춰 이 동작을 4~6회 반복합니다.

늑골 트위스트

목표 시간 : 2분　　　**목표 횟수 : 좌우 5~8회씩**

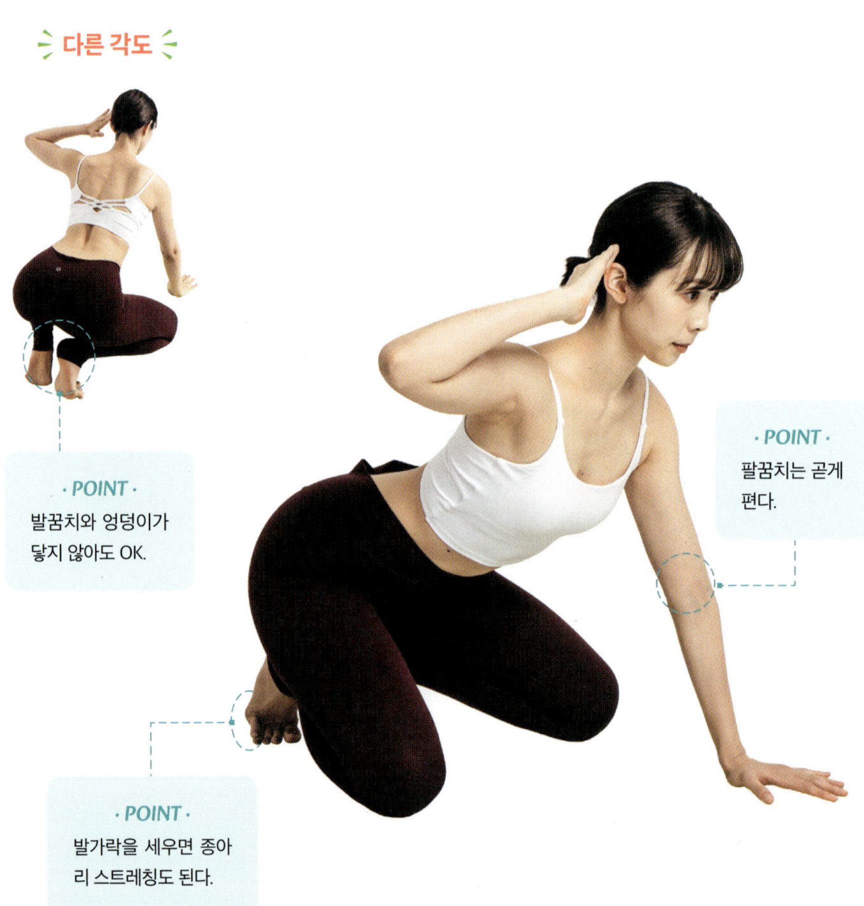

1 **네발 기기 자세에서 엉덩이 뒤로 빼고 한 손 머리에 대기**

네발 기기 자세에서 엉덩이를 뒤로 빼고 발꿈치를 엉덩이에 붙입니다(발꿈치와 엉덩이가 닿지 않으면 네발 기기 자세만 취해도 괜찮습니다). 발가락을 세워 종아리를 늘여 줍니다. 왼손 손가락을 살짝 바깥쪽으로 펼쳐 바닥에 내려놓고 오른손을 귀 뒤에 댑니다.

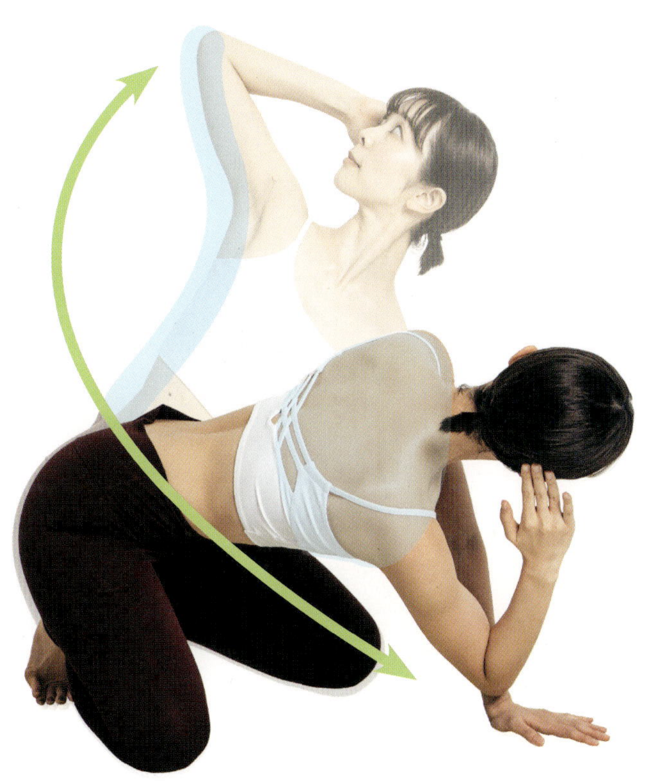

2 몸 기울였다가 일어나며 가슴 열기

숨을 내쉬며 오른쪽 팔꿈치를 왼쪽 손목에 가까이 가져갑니다. 골반을 고정하고 숨을 들이쉬면서 늑골을 위로 비틀며 가슴을 열어 주고, 가능하다면 천장을 바라봅니다. 1~2번 동작을 5~8회 반복하고 반대쪽도 똑같이 진행합니다.

등 젖히기

목표 시간 : 1분　　　**목표 횟수 : 1~2회씩**

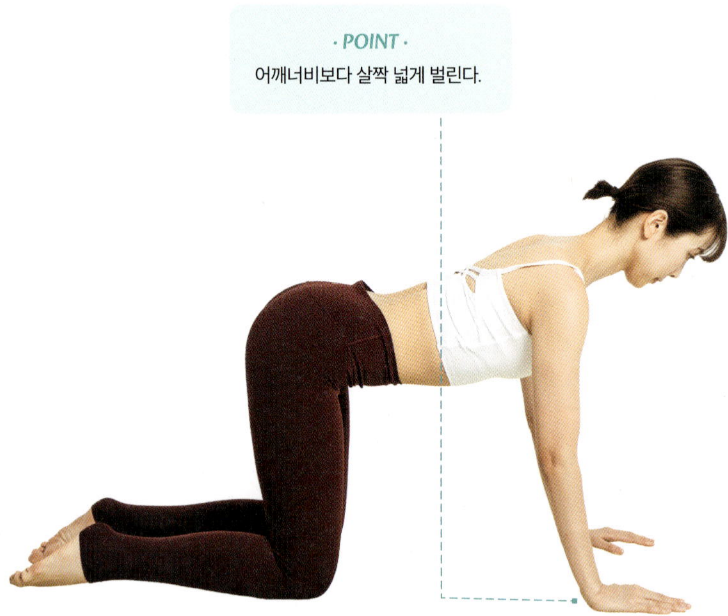

1

네발 기기 자세에서 팔 뻗기

다리를 골반 너비로 벌려 네발 기기 자세를 취합니다. 팔은 어깨너비보다 조금 넓게 벌리고 팔꿈치를 쭉 폅니다.

> **· POINT ·**
> 허리를 과하게 젖히면 허리에 부
> 담이 가거나 목에 통증이 생긴
> 다. 가능한 만큼만 움직인다.

2 바닥으로 천천히 가슴 내리기

손바닥을 마주 보게 하고 새끼손가락을 바닥에 붙입니다. 가슴을 바닥으로 천천히 내리며 등
을 젖힙니다. 10~20초 동안 버틸 수 있는 만큼 버팁니다. 편안히 호흡합니다.

간단 코어 운동

목표 시간 : 4분　　　**목표 횟수 : 5~8회씩**

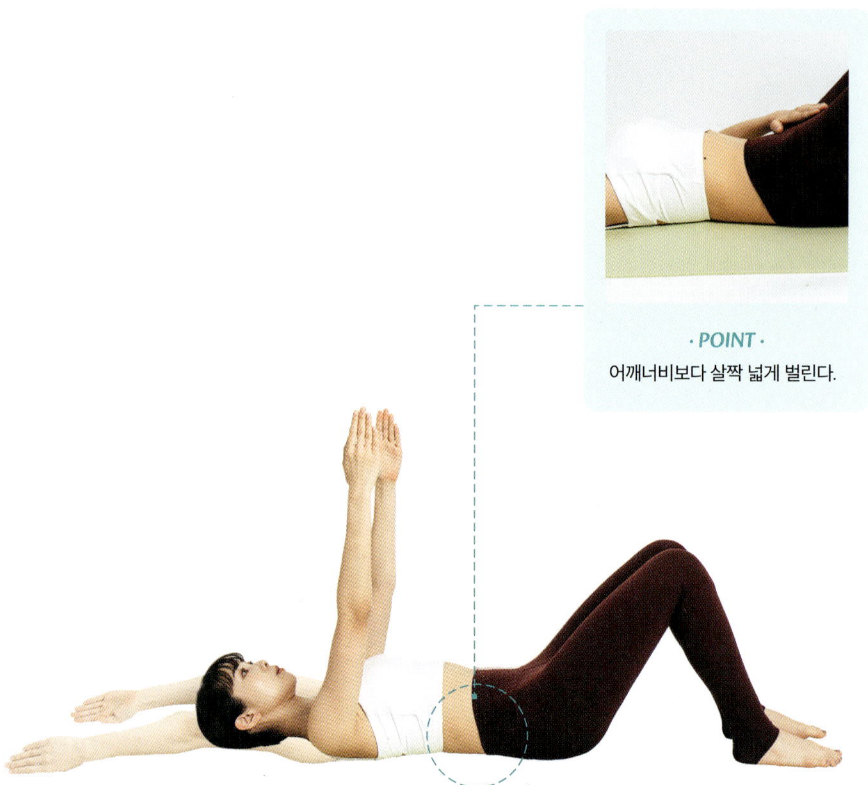

1 허리 바닥에 붙이고 팔 움직이기

똑바로 누워 다리를 골반 너비로 벌리고 무릎을 세웁니다. 허리가 바닥에서 떨어지지 않도록 꼭 붙인 상태로 숨을 들이쉬며 팔을 들어 올리고 내쉬며 제자리로 돌아옵니다. 5~8회 반복합니다.

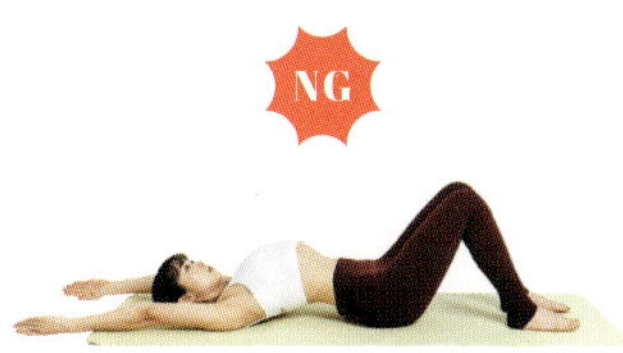

늑골과 허리를 지나치게 젖히지 않도록 주의
한다.

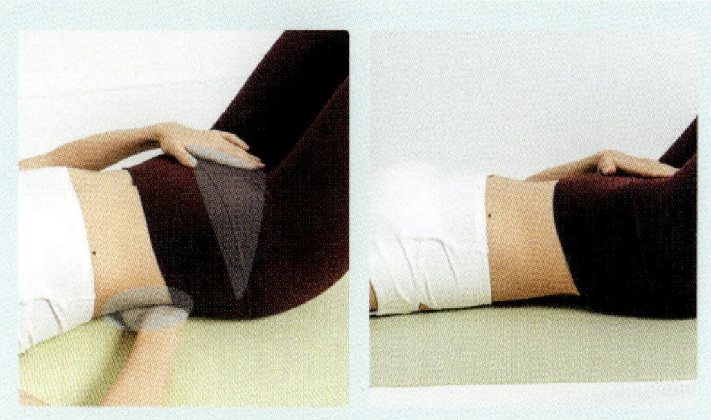

골반 양쪽에 툭 튀어나온 뼈와 치골이 이루는 삼각형 면이 바닥과
평행이 되도록 하면, 자연스럽게 허리와 바닥 사이에 손바닥 한 장
정도의 공간이 생긴다. 이 상태에서 운동을 시작한다.

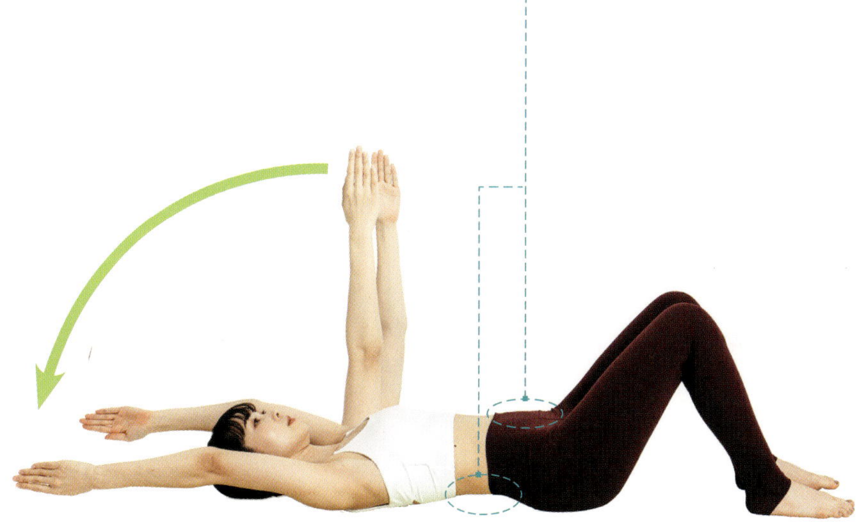

2 허리 커브 유지하며 팔 움직이기

허리가 살짝 뜬 상태에서 1번과 마찬가지로 숨을 들이쉬며 팔을 들어 올리고 내쉬며 제자리
로 돌아옵니다. 5~8회 반복합니다.

움직이는 상체 만들기

견갑골 × 쇄골 리셋

| 장점 |

1. 말린 어깨·사십견·오십견·불룩한 승모근·가슴 위치가 개선된다
2. 목이 길어 보이고, 목과 어깨 결림이 완화된다
3. 꿈꿔 온 모습으로 목선과 등 라인이 예뻐진다

팔은 어디부터 시작될까요? 팔은 목 아래쪽의 쇄골과 흉골이 만나는 흉쇄관절이라는 관절부터 움직인다고 생각해야 합니다. "쇄골부터 팔이다!"라고 생각하며 운동해 보세요.

견갑골은 늑골 위에 떠 있으며 견갑골과 직접 닿아 있는 뼈는 쇄골뿐입니다. 그래서 원래 견갑골은 '모으기', '펴기', '위·아래·대각선 위·대각선 아래로 움직이기'처럼 다양하게 움직일 수 있지만, 주변 근육이 단단히 굳으면 견갑골의 움직임이 제한되어 어깨가 말리거나 목과 어깨가 결립니다. 또 자세를 바로 하겠다고 견갑골을 일부러 모으는 경우가 있는데, 견갑골을 억지로 모으면 목이 앞으로 빠지거나 어깨가 올라가서 되려 자세가 망가지기 쉽습니다. 견갑골을 억지로 모으지 말고 가슴을 여는 데 집중하며 주변 근육을 풀어서 견갑골을 안정시켜 봅시다.

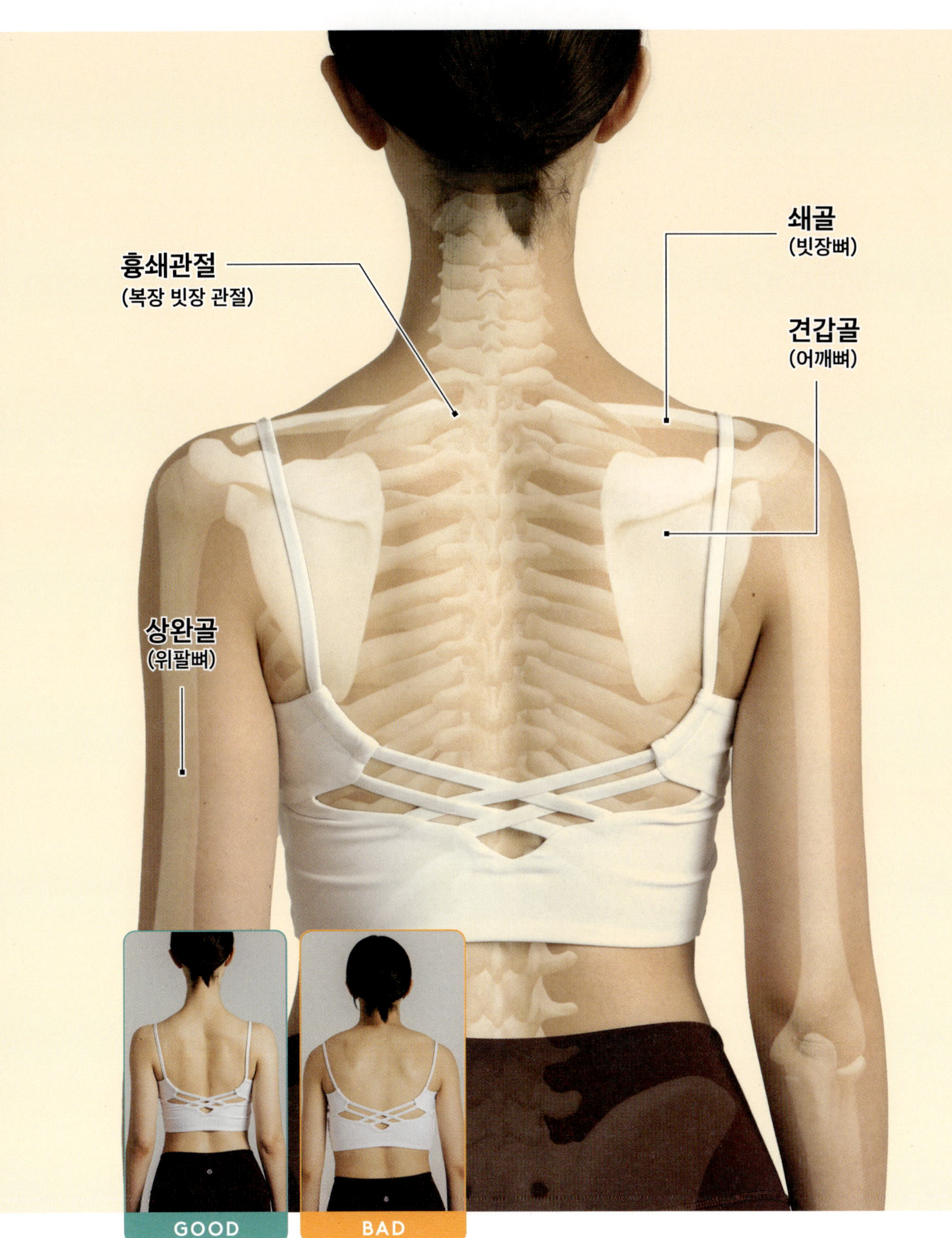

흉쇄관절
(복장 빗장 관절)
쇄골
(빗장뼈)
견갑골
(어깨뼈)
상완골
(위팔뼈)
GOOD
BAD

견갑골 움직이기

목표 시간 : 2분　　**목표 횟수 : 8~10세트**

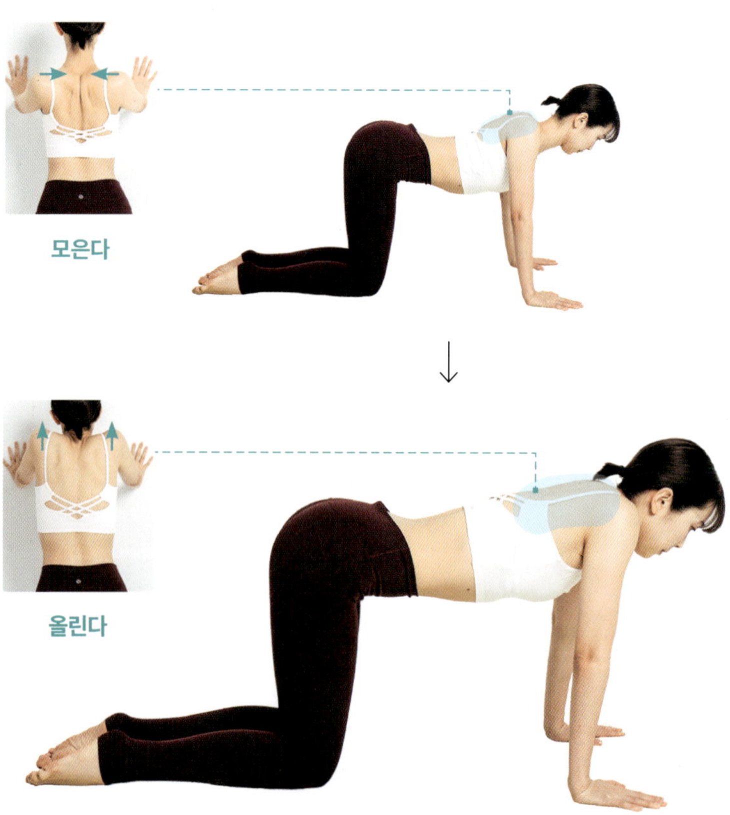

1 **네발 기기 자세로 견갑골 모아 올리기**

다리는 골반 너비로 벌리고 손바닥을 펼쳐서 어깨 바로 밑에 두어 네발 기기 자세를 취합니다.
견갑골을 모으고 어깨와 귓불이 닿도록 견갑골을 올립니다.

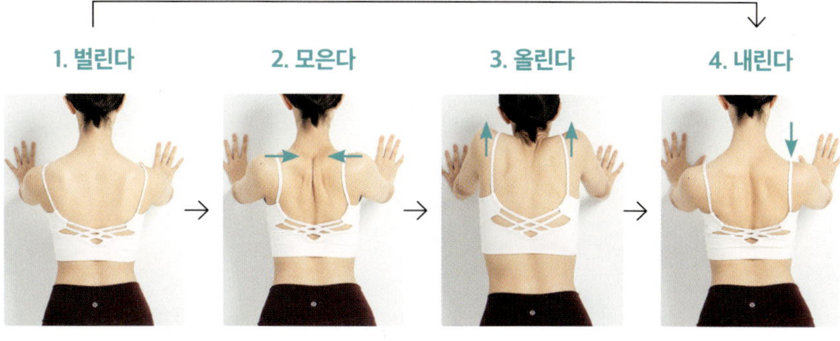

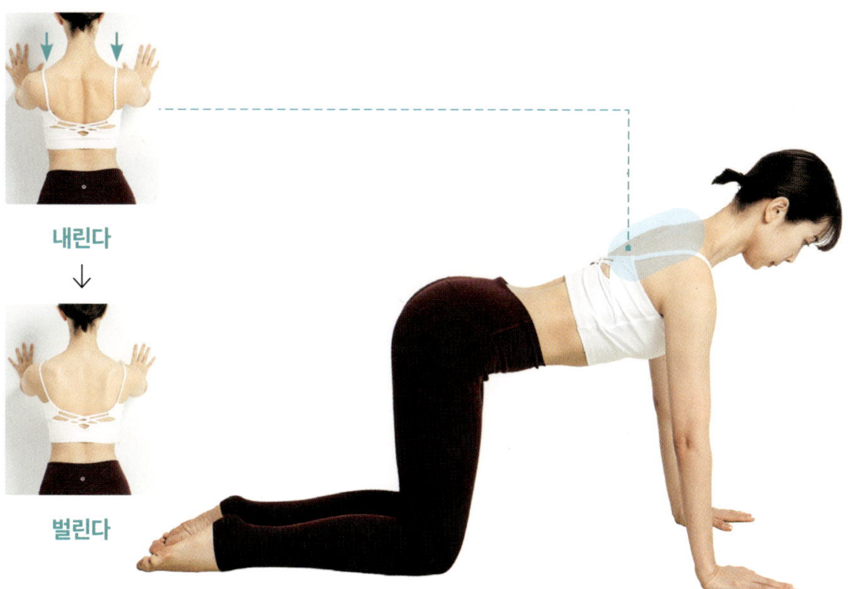

2 견갑골 내리고 벌리기

견갑골을 올린 상태에서 어깨와 귓불이 멀어지도록 견갑골을 내리고, 손으로 바닥을 세게 밀며 견갑골을 벌립니다. 1번과 2번 동작을 묶어 한 세트입니다. 편안히 호흡하며 8~10세트 반복합니다

견갑골 스트레칭

목표 시간 : 5분　　　**목표 횟수 : 2~3세트**

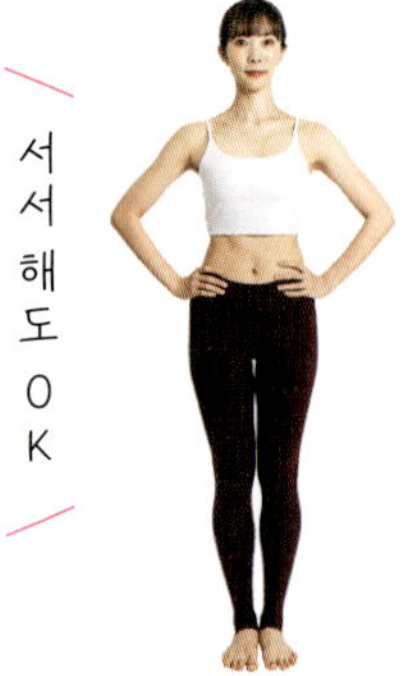

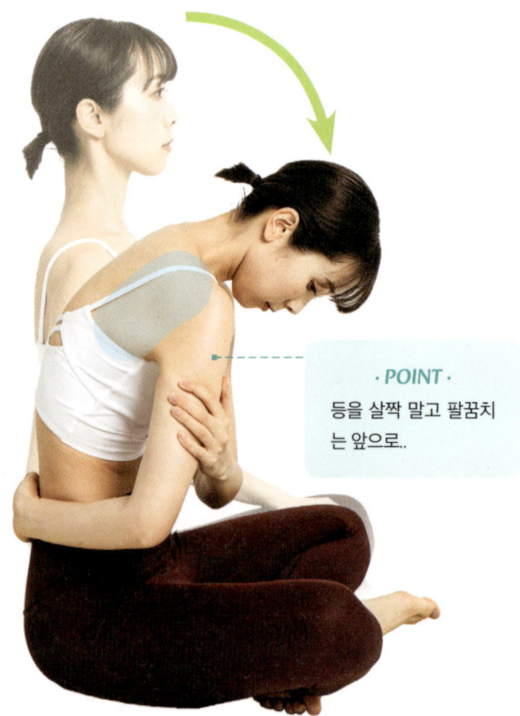

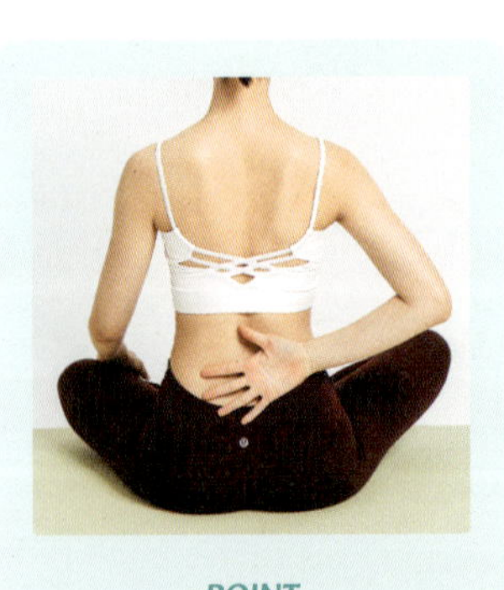

· POINT ·
손등은 허리나 골반 쪽에 댄다. 어깨
가 아프지 않은 위치에 놓는다.

1 등 둥글게 말고 팔꿈치 안쪽으로 기울이기

골반이 바로 서도록 책상다리로 앉습니다(골반을 세우기 어려우면 엉덩이 밑에 수건을 깔거나 서서
해도 괜찮습니다). 오른손 손등을 허리에 대고, 숨을 들이마셨다가 내쉬면서 등을 둥글게 말고 아
프지 않을 정도로 팔꿈치를 안쪽으로 당깁니다. 20초 동안 유지합니다.

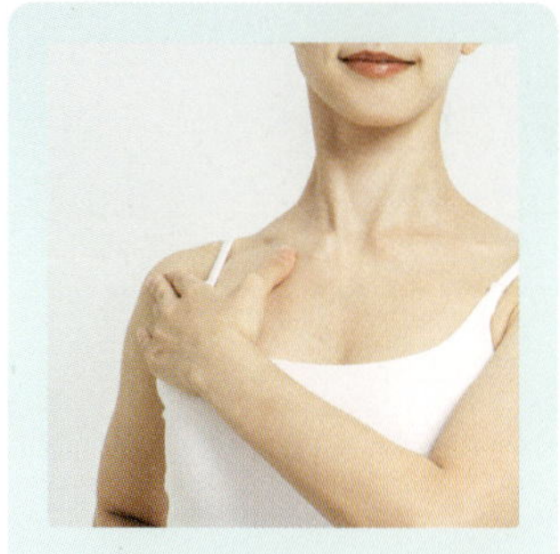

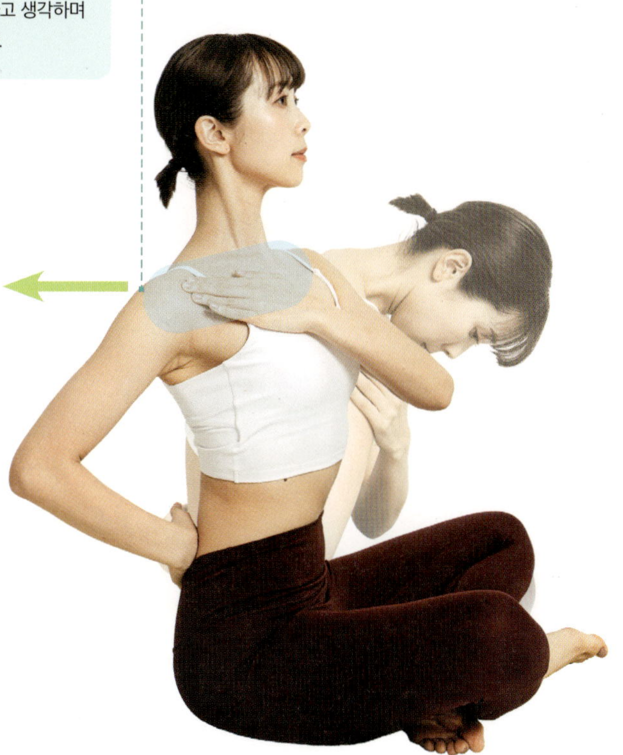

2 상체 세우고 팔꿈치 뒤로 보내기

숨을 들이쉬며 몸을 일으키고 쇄골을 뒤로 보내면서 팔꿈치도 같이 뒤로 밀어 줍니다. 가슴 앞이 늘어나는 느낌에 집중하며 10초 동안 유지합니다. 1번과 2번 동작을 묶어 한 세트입니다. 2~3세트를 반복하고 반대쪽도 똑같이 진행합니다.

관음보살 자세

목표 시간 : 1~2분　　　**목표 횟수 : 8~10세트**

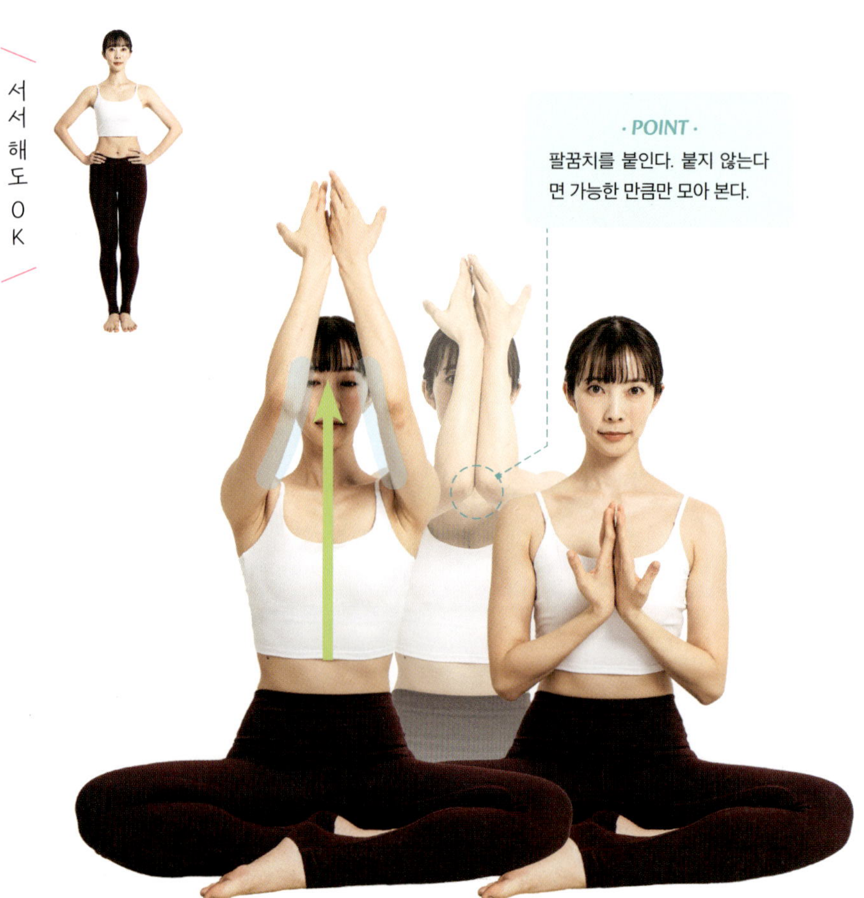

1 **손등 맞대고 팔꿈치 올리기**

골반이 바로 서도록 책상다리로 앉습니다(골반을 세우기 어려우면 엉덩이 밑에 수건을 깔거나 서서
해도 OK). 숨을 내쉬며 가슴 앞에 손등을 맞대고 숨을 들이쉬며 맞댄 손등을 위로 뻗습니다. 이
때 가슴 앞에서 팔꿈치를 붙입니다. 손등이 위로 올라가면 팔꿈치는 자연스럽게 떨어집니다.

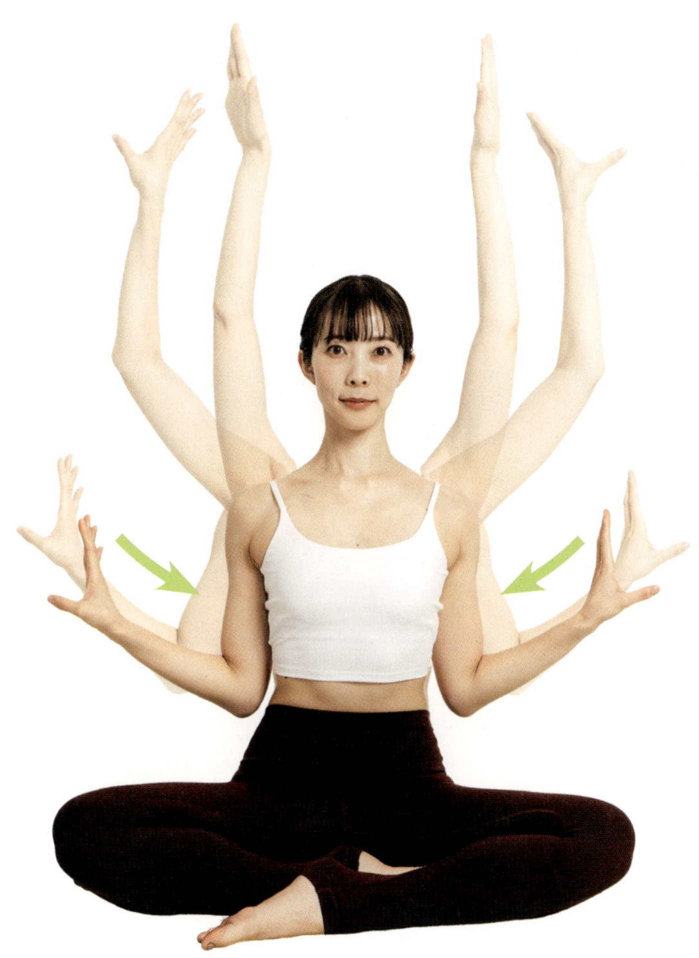

2 등 뒤로 팔 모아 내리기

1번 자세에서 손바닥이 밖을 향하도록 돌려 팔꿈치를 쭉 폅니다. 엄지를 살짝 뒤로 틀고 팔꿈치를 굽혀 팔을 등 뒤로 모으면서 천천히 내립니다. 1번과 2번 동작을 묶어 한 세트입니다. 2~3세트 반복합니다.

돌리기 운동

목표 시간 : 2분　　**목표 횟수 : 5~8세트**

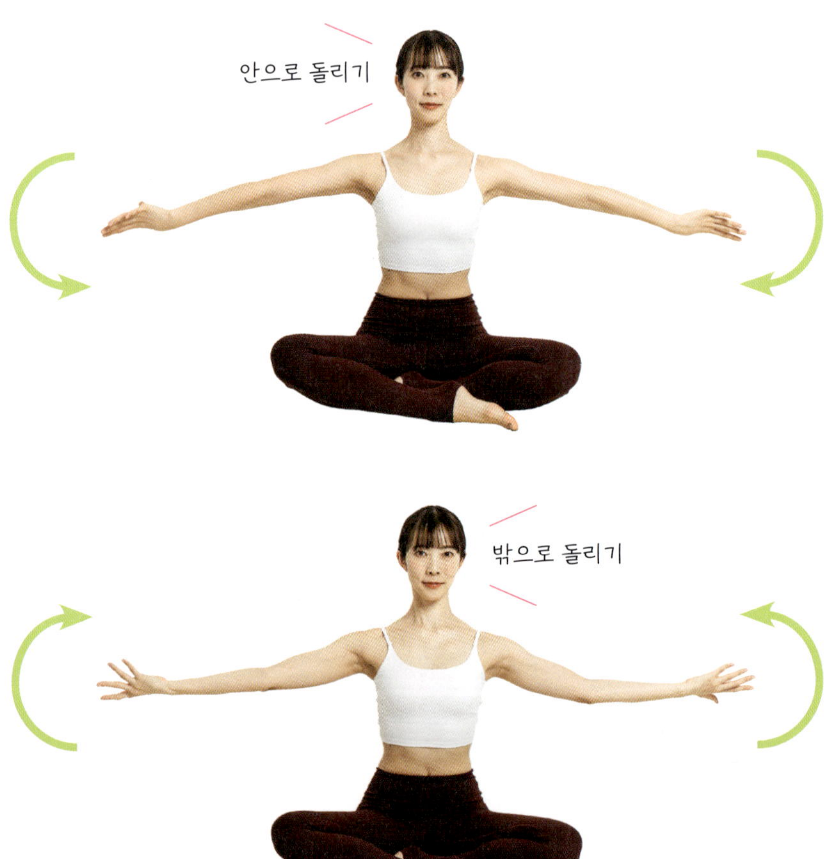

1　팔 뻗어 돌리기

골반이 바로 서도록 책상다리로 앉습니다(골반을 세우기 어려우면 엉덩이 밑에 수건을 깔거나 서서 해도 괜찮습니다). 숨을 들이쉬며 팔을 옆으로 뻗고 손바닥이 바닥을 향하도록 팔을 안쪽으로 돌립니다. 그리고 다시 손바닥이 천장을 보도록 팔을 밖으로 돌립니다.

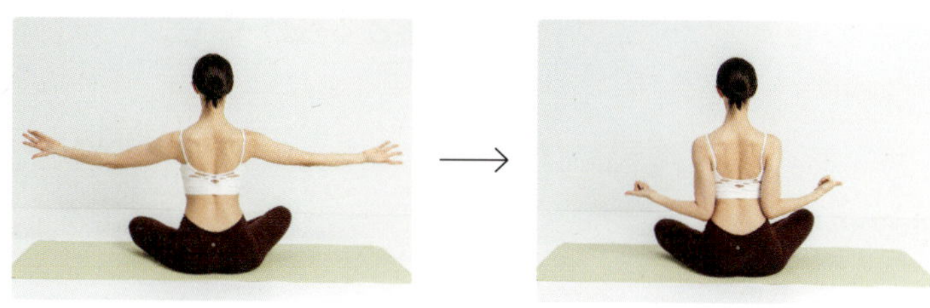

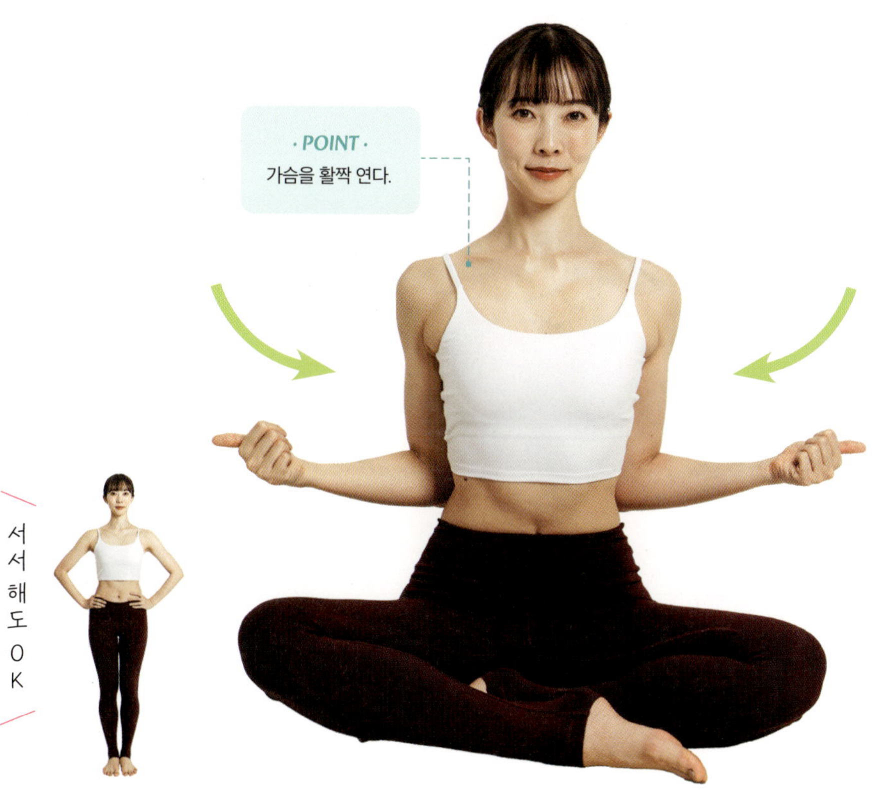

2 등 뒤로 팔 모으기

숨을 천천히 들이쉬며 팔꿈치를 굽히고 검지부터 약지까지 가볍게 쥔 뒤 팔꿈치를 등 뒤로 모아 숨을 내쉽니다. 펼친 엄지는 자연스럽게 바깥을 향하게 됩니다. 1번과 2번 동작을 묶어 한 세트입니다. 5~8세트 반복합니다.

견갑골 업다운

목표 시간 : 1~2분　　　**목표 횟수 : 8~10세트**

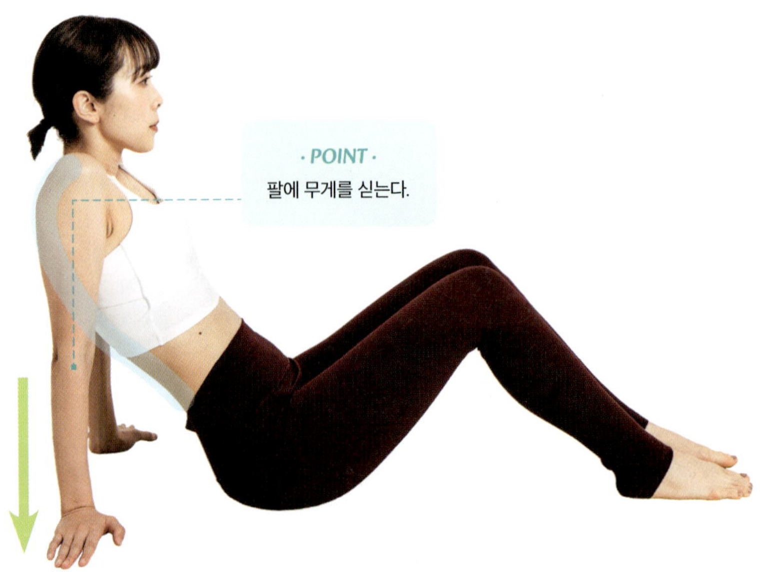

1 손가락 옆으로 돌리고 팔꿈치 펴 준비하기

다리는 골반 너비로 벌리고 무릎을 세워 준비합니다. 손가락 끝이 바깥을 향하도록 바닥에 두고 팔꿈치를 곧게 폅니다. 손은 어깨보다 조금 넓게 벌립니다. 이 자세에서 숨을 내쉬며 팔에 체중을 실어 어깨와 귀를 가까이 합니다.

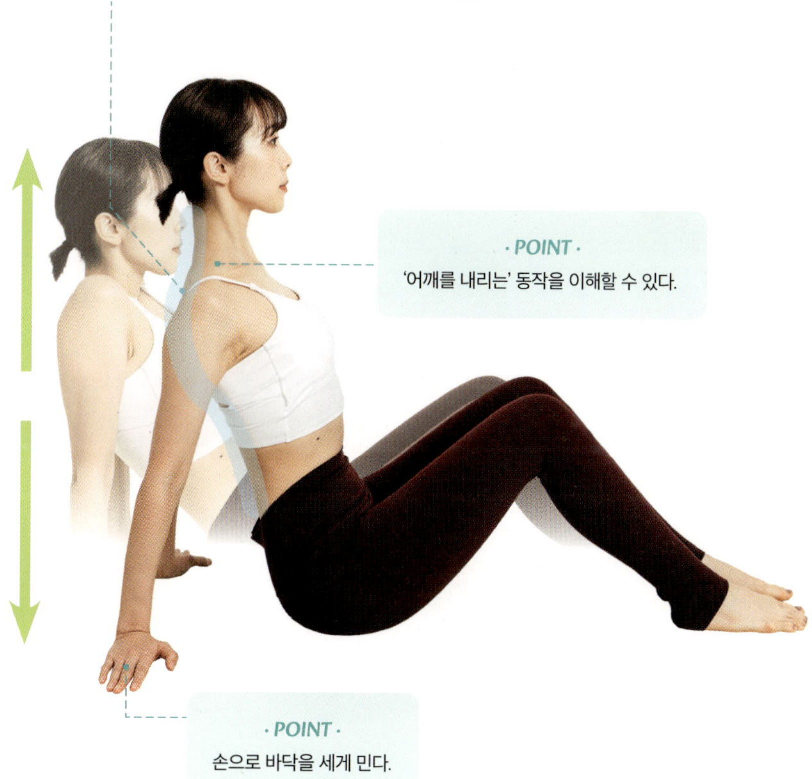

2 손으로 바닥 밀고 견갑골 내리기

숨을 들이쉬며 손으로 바닥을 세게 밀고 팔꿈치는 곧게 편 채 어깨와 귀가 멀어지게 합니다. 어깨를 올리거나 내리는 동작으로 뼈의 움직임을 더 깊이 이해할 수 있습니다. 1번과 2번 동작을 묶어 한 세트입니다. 8·10세트 반복합니다.

속 근육 운동

목표 시간 : 5분   **목표 횟수 : 2~3세트**

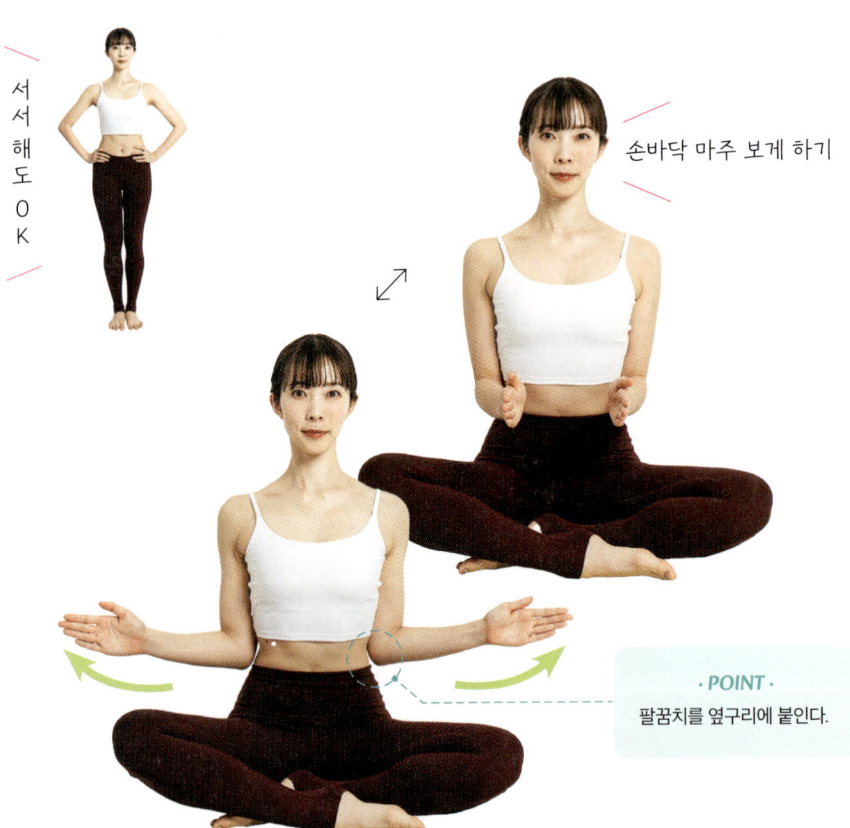

1 손바닥 마주 보게 하고 팔 벌렸다 닫기

골반이 바로 서도록 책상다리로 앉습니다(골반을 세우기 어려우면 엉덩이 밑에 수건을 깔거나 서서 해도 괜찮습니다). 팔꿈치를 몸통에 붙이고 두 손바닥이 마주 보도록 합니다. 숨을 들이마시면서 팔을 벌렸다가 내쉬면서 제자리로 돌아옵니다. 이 동작을 10회 반복합니다.

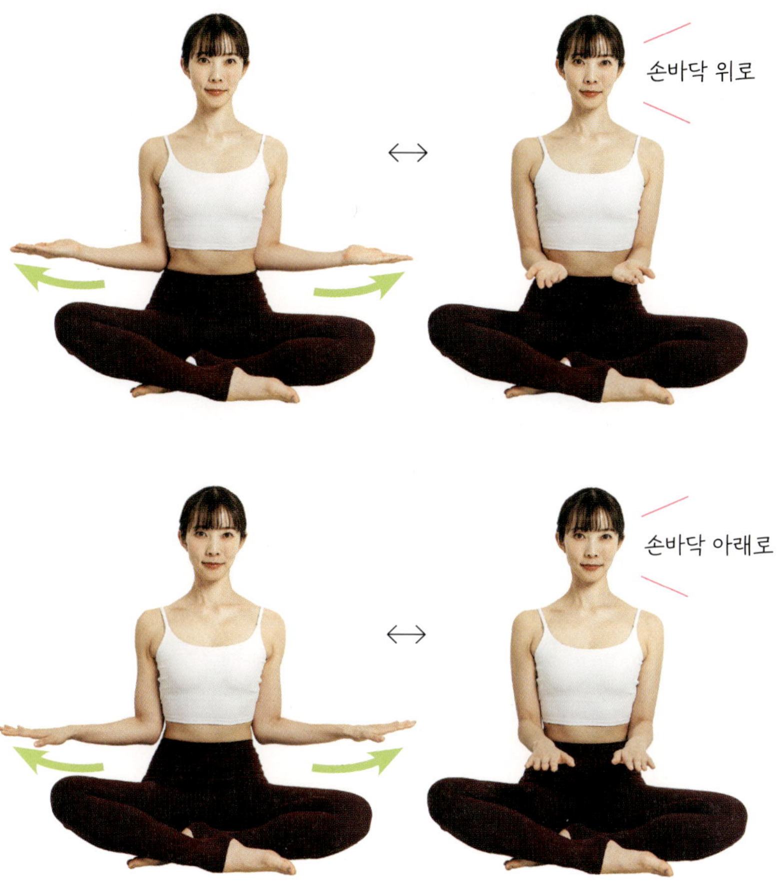

2 손바닥 위아래로 돌리고 팔 벌렸다 닫기

손바닥이 천장을 향하게 돌리고 1번 동작과 마찬가지로 숨을 들이마시면서 팔을 벌렸다가 내쉬면서 제자리로 돌아옵니다. 이 동작을 10회 반복합니다. 마지막으로 손바닥이 바닥을 향하게 돌리고 숨을 들이마시면서 팔을 벌렸다가 내쉬면서 제자리로 돌아옵니다. 이 동작을 10회 반복합니다. 1번과 2번 동자을 묶어 한 세트입니다. 2~3세트 반복합니다.

겨드랑이 밑 깨우기

목표 시간 : 5분　　**목표 횟수 : 4~6세트**

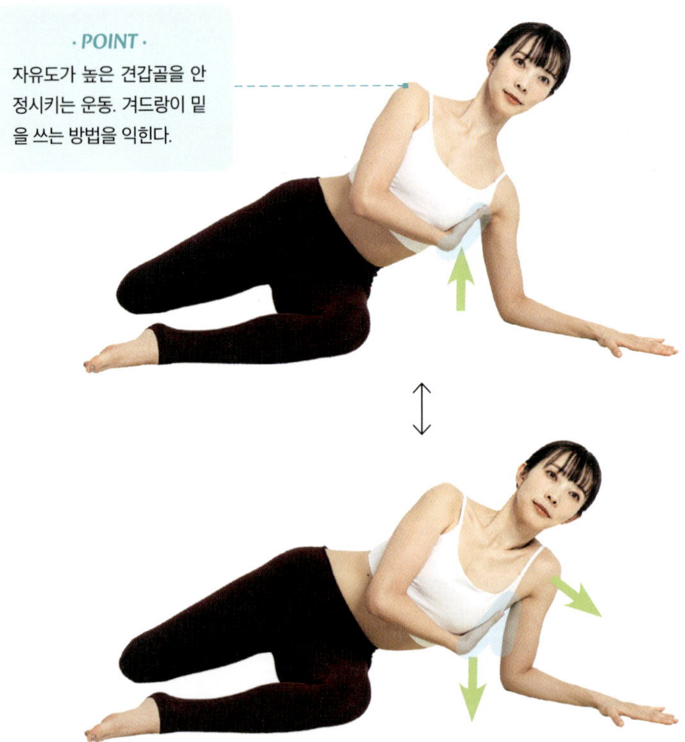

1 겨드랑이 밑에 손대고 어깨에 무게 중심 싣기

왼쪽 다리를 직각으로 굽혀 앞에 놓습니다. 왼쪽 어깨 바로 밑에 팔꿈치를 두고, 팔꿈치 앞부분
이 45도가 되도록 사선으로 뻗습니다. 이 자세에서 겨드랑이 밑에 오른손을 대고 왼쪽 어깨에
무게 중심을 실은 다음 처음 자세로 돌아옵니다. 편안히 호흡하며 이 동작을 3~5회 반복합니
다. 어깨에 부담이 갈 수 있으므로 아프지 않은 선에서 스트레칭 합니다.

<table>
<tr><td>1</td><td>2</td><td>3</td><td>4</td></tr>
</table>

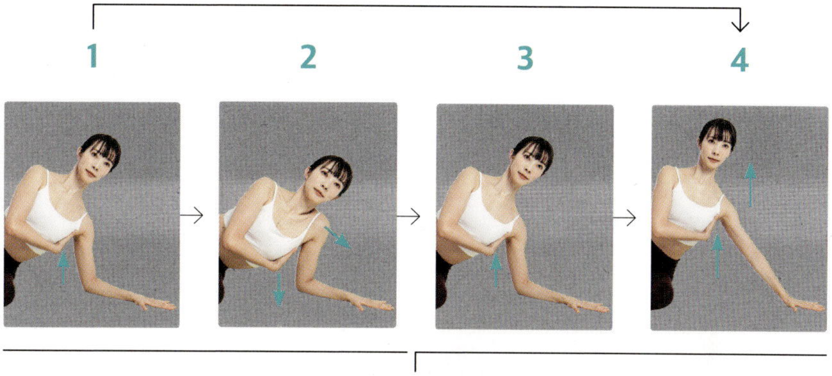

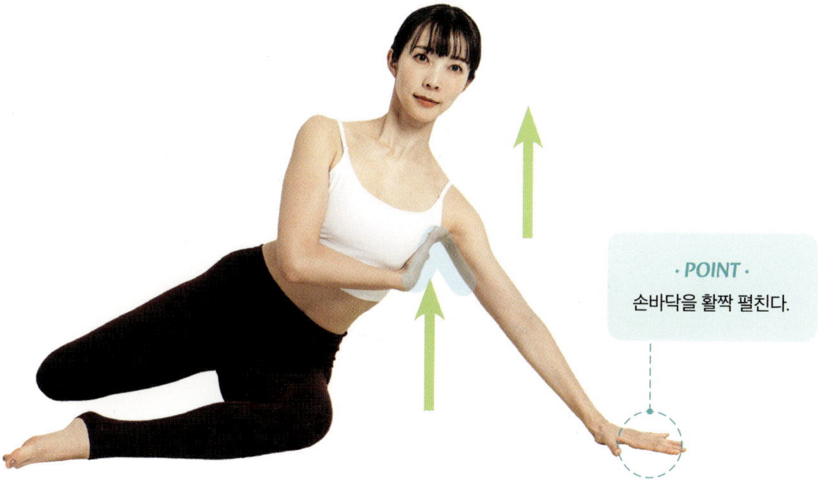

2 겨드랑이 밑 들어 올리고 팔꿈치 펴기

겨드랑이 밑을 들어 올리고 손바닥으로 바닥을 세게 밀면서 팔꿈치를 곧게 폅니다. 겨드랑이 밑을 들어 올린 상태에서, 팔꿈치를 굽혀 바닥에 붙이는 1번 자세로 돌아옵니다. 1번과 2번 동작을 묶어 한 세트입니다. 4~6세트를 반복한 뒤 반대쪽도 똑같이 진행합니다. 편안히 호흡합니다.

엎드려 속 근육 강화하기

목표 시간 : 1~2분   **목표 횟수 : 10~20세트**

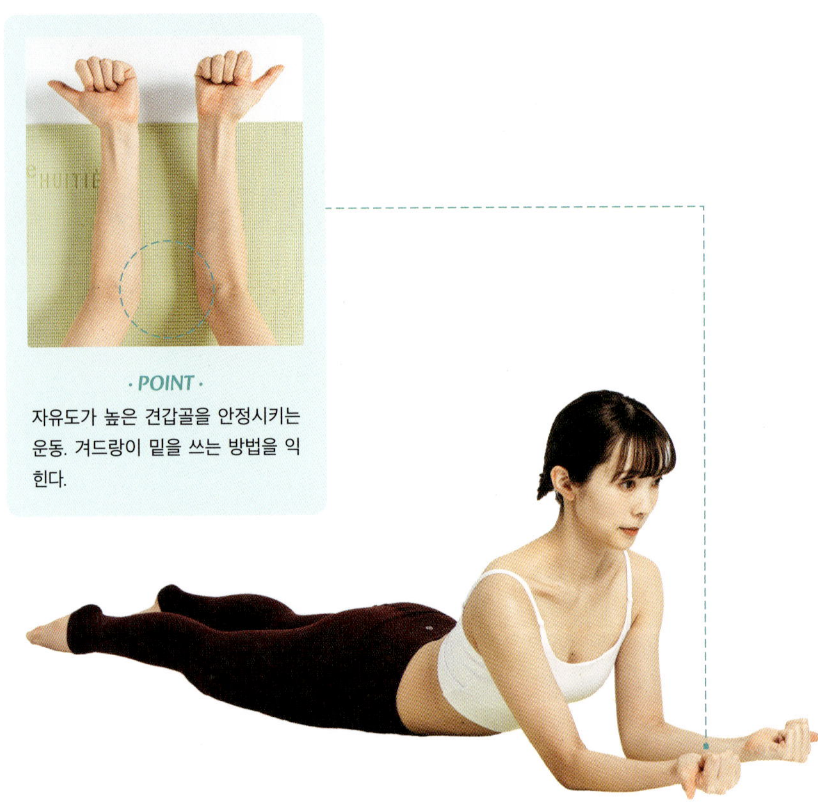

· POINT ·

자유도가 높은 견갑골을 안정시키는 운동. 겨드랑이 밑을 쓰는 방법을 익힌다.

1 엎드려서 엄지 밖으로 돌리기

어깨를 골반 너비로 벌려 엎드립니다. 팔꿈치 사이에 주먹 하나가 들어갈 정도로 벌려 바닥에 붙입니다. 손가락을 가볍게 쥐고 엄지를 세워 바깥으로 돌립니다.

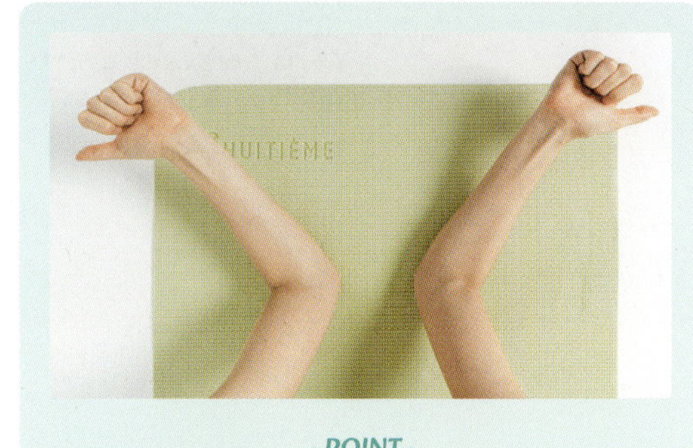

· POINT ·

억지로 과하게 벌리면 어깨에 부담이 가므로 가능한 선에서 벌렸다 모으기를 반복한다.

· POINT ·

견갑골 부근의 자극을 느낀다.

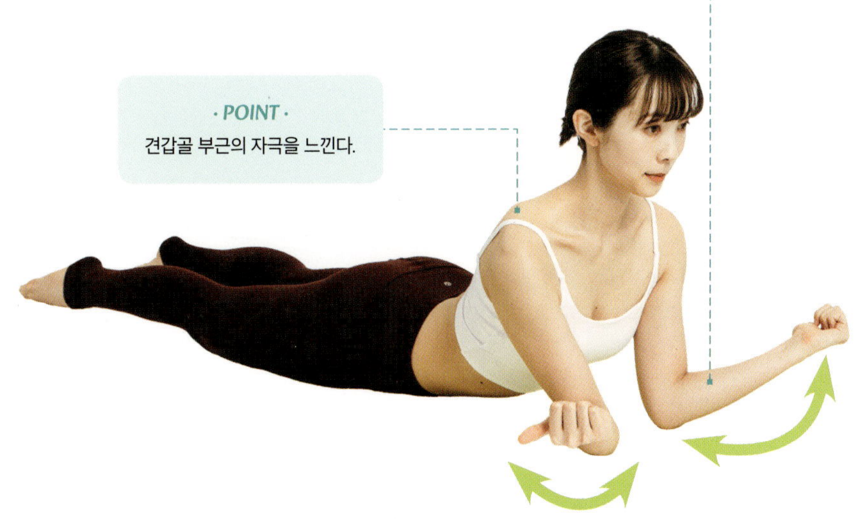

2 팔꿈치 아래 바깥쪽으로 돌렸다가 모으기

1번 자세에서 숨을 들이쉬며 팔을 바깥쪽으로 엽니다. 숨을 내쉬며 두 주먹의 바닥면이 닿을 때까지 모아 줍니다. 1번과 2번 동작을 묶어 한 세트입니다. 10~20세트 반복합니다.

누워서 견갑골 움직이기

목표 시간 : 1~2분　　　**목표 횟수 : 8~10회**

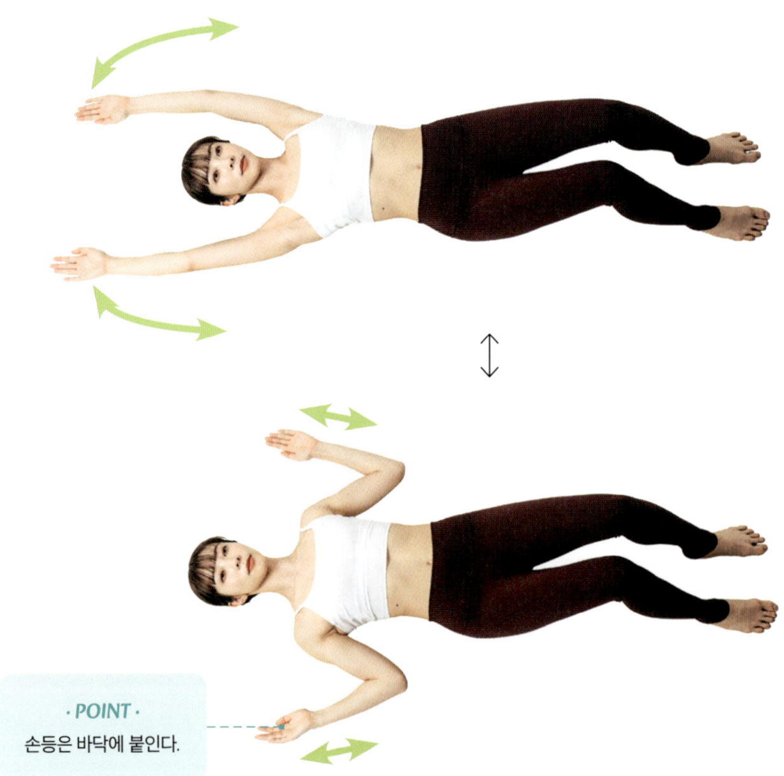

1 팔꿈치 굽혀 'W' 모양 만들기

바로 누워 무릎을 세우고 다리를 골반 너비로 벌립니다. 팔을 만세하고 손등은 바닥에 붙입니다. 되도록 팔꿈치를 바닥에 붙이고 팔을 알파벳 'W' 모양으로 굽힙니다. 숨을 들이쉬며 팔을 뻗어 만세 자세로 돌아옵니다. 이 동작을 8~10회 반복합니다.

몸을 벽에 붙여 운동하면 더 어려워요.
가능하다면 도전해보세요.

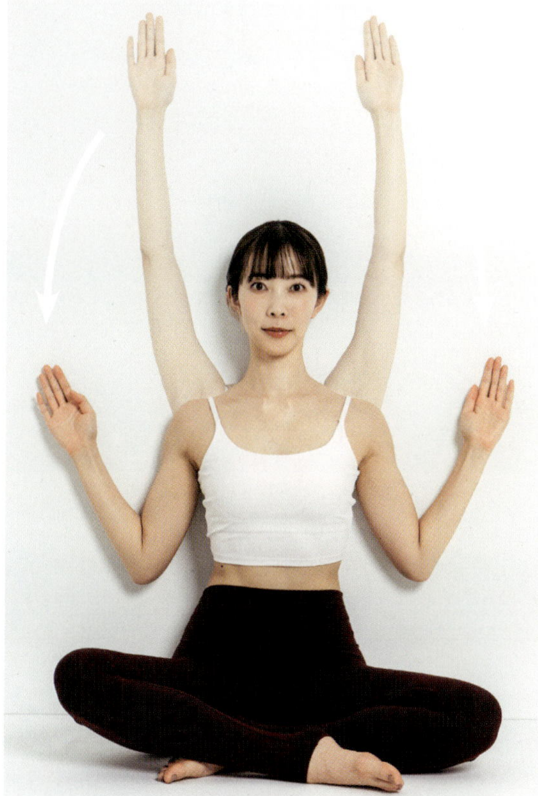

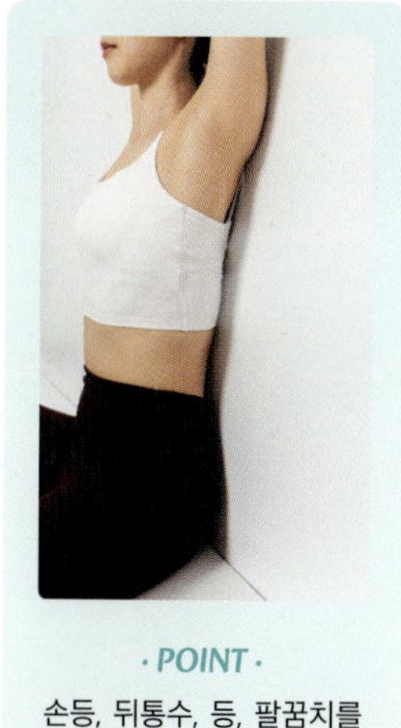

· POINT ·

손등, 뒤통수, 등, 팔꿈치를
벽에 꼭 붙인다.

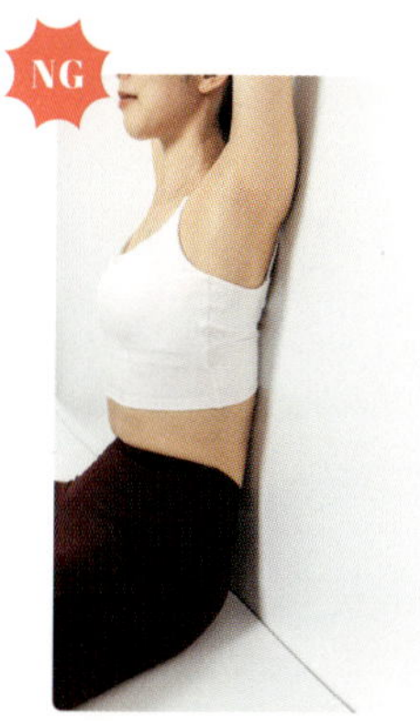

골반이 기울거나 허리가 말
리면 안 된다.

2 벽에 등 붙이고 'W' 모양 만들기

골반이 바로 서도록 책상다리로 앉습니다(골반을 세우기 어려우면 엉덩이 밑에 수건을 깔거나 서서
해도 괜찮습니다). 손등, 뒤통수, 등, 팔꿈치를 벽에 꼭 붙이고 1번 동작을 8~10회 반복합니다.
이때 이끼기 이프먼 참지 말고 운동을 멈춥니다.

골반 리셋

| 장점 |

1. 부기가 빠지고 허리 주변이 날씬해진다
2. 처진 엉덩이, 네모난 엉덩이가 예쁜 복숭아 엉덩이로 변한다
3. 자세가 좋아지고 몸의 균형이 잡힌다

골반은 천골, 관골, 미골로 이루어져 있으며, 상체와 하체의 이음매에 있습니다. 천골은 척추 끝부분에 있고 상체의 무게를 두 다리에 나눠 전달하며 상체를 지지하는 역할을 합니다.

골반 위치가 틀어지면 그 위에 놓인 상체도 무너지므로 골반 리셋은 필수 중의 필수! '앉아서 하는 다양한 운동으로 골반을 바로 세워 봅시다'라는 문구를 자주 접하는데, 바로 세운 자세가 어떤 자세인지 몰라 우왕좌왕하는 분들이 많으리라 생각합니다. 좌골 살짝 앞에 체중을 실어 골반이 세워지는 모습을 머릿속에 그려 보세요.

골반을 곧게 세우는 것이 중요합니다. 서 있을 때 골반이 앞이나 뒤로 심하게 기울어 그대로 단단히 굳어 버린 현대인들이 많습니다. 골반이 틀어지면 거북목이 생기거나 등이 말리기도 합니다. 골반을 앞뒤로 기울이고 움직일 줄 알게 되면 자신에게 맞는 위치에 골반을 놓아 안정시킬 수 있습니다.

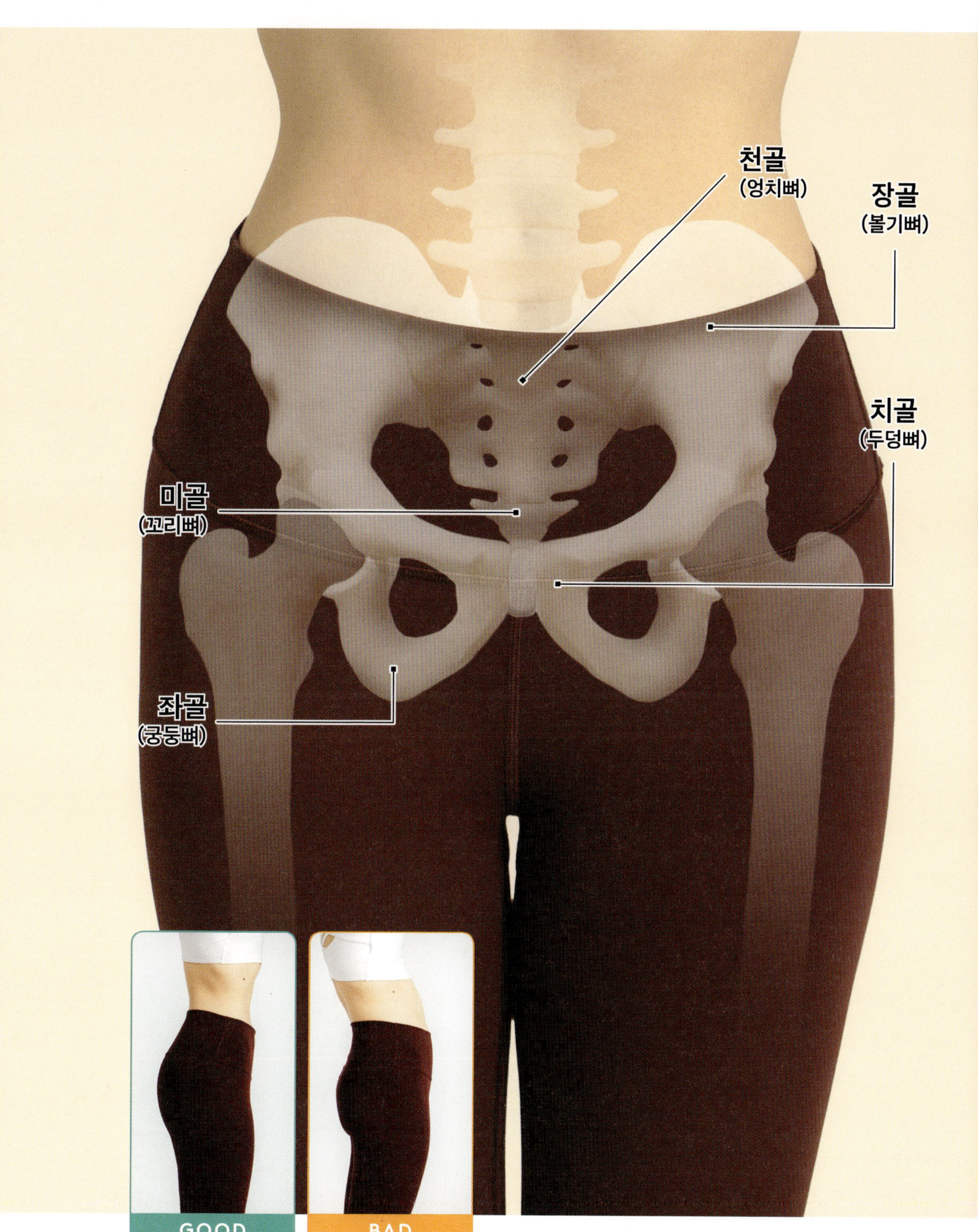

천골
(엉치뼈)
장골
(볼기뼈)
치골
(두덩뼈)
미골
(꼬리뼈)
좌골
(궁둥뼈)
GOOD
BAD

골반 움직이기

목표 시간 : 5분   **목표 횟수 : 10회씩**

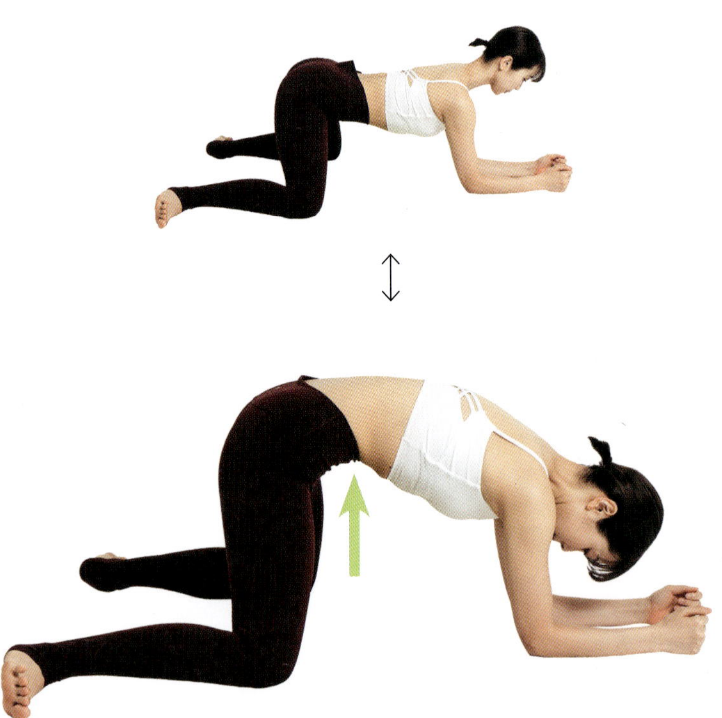

1 골반 뒤로 기울였다가 앞으로 기울이기

다리는 골반보다 넓게 벌려 발끝이 바깥을 향하도록 돌리고, 어깨 바로 밑에 팔꿈치를 두어 네 발 기기 자세를 취합니다. 숨을 들이쉬었다가 내쉬면서 골반을 뒤로 기울이며 등을 둥글게 맙니다. 숨을 들이마시며 골반을 앞으로 기울여 등을 쭉 늘입니다. 척추와 골반과 고관절의 연속적인 움직임에 집중하며 이 동작을 10회 반복합니다.

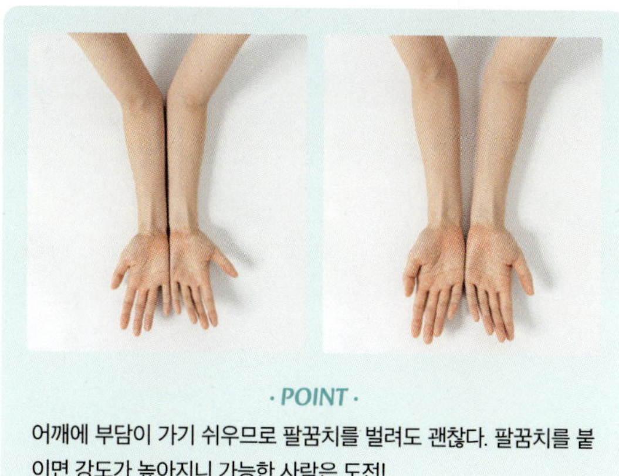

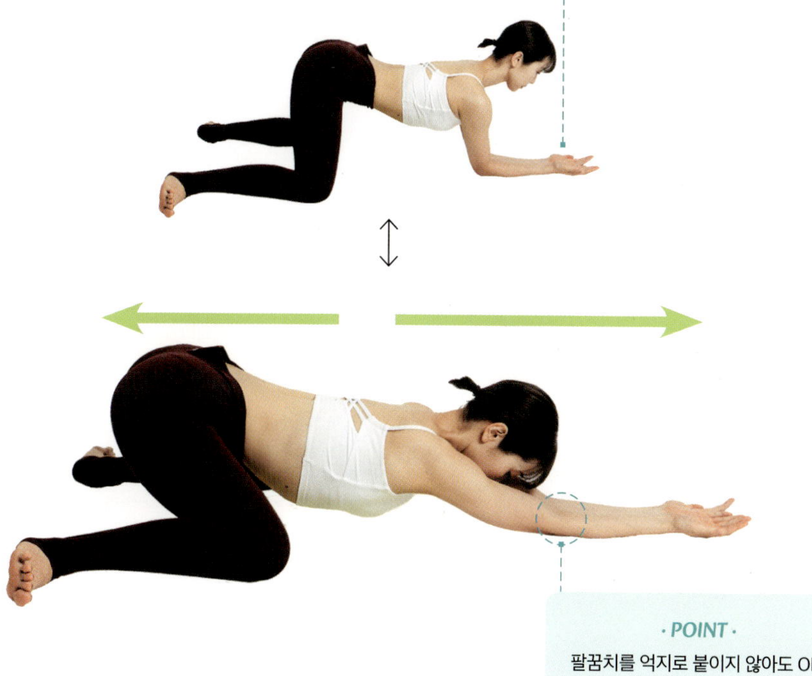

2 엉덩이 뒤로 빼기

다리는 골반보다 넓게 벌려 발끝이 바깥을 향하도록 돌리고 팔꿈치를 모아(가능하다면 팔꿈치를 꼭 붙인다) 네발 기기 자세를 취합니다. 숨을 들이쉬었다가 내쉬면서 엉덩이를 뒤로 뺍니다. 숨을 들이마시며 팔꿈치 위쪽에 가슴 아랫부분이 오도록 엉덩이를 앞으로 밀어 줍니다. 이 동작을 10회 반복합니다

천골 조이기

목표 시간 : 3분　　　**목표 횟수 : 6~8회**

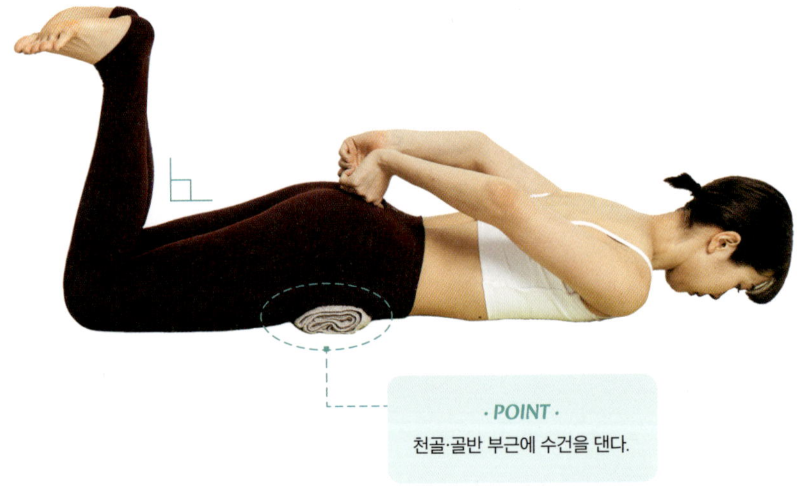

1 천골에 엄지 올리기

다리를 골반 너비로 벌려 무릎을 직각으로 굽히고 발등을 당겨서 엎드립니다. 수건을 접어 치골과 골반 부근에 받치면 좋습니다. 천골 쪽에 두 엄지를 올립니다.

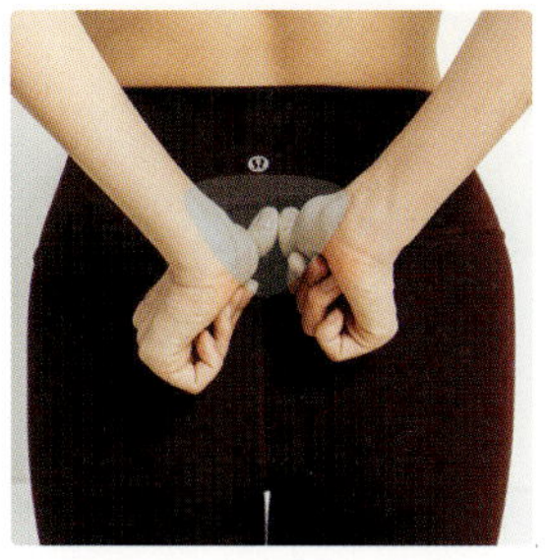

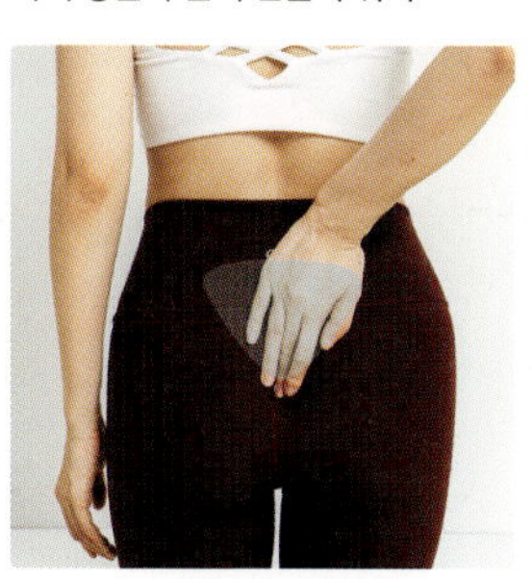

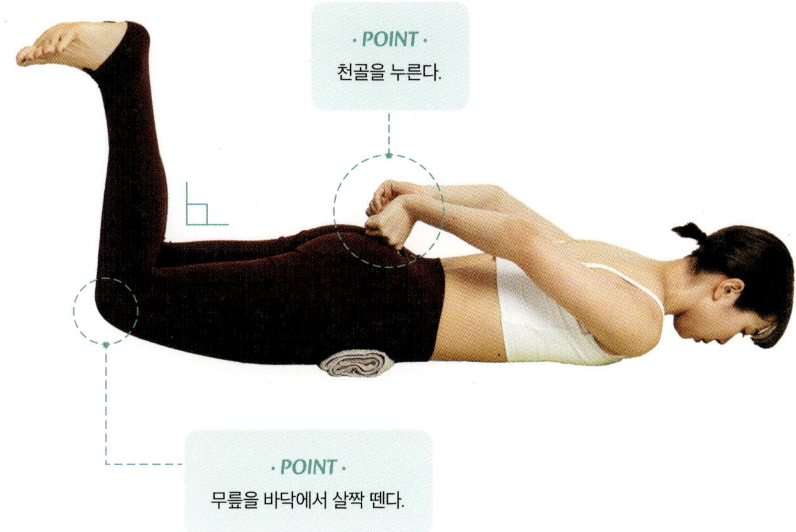

2 엄지로 천골 밀어 넣기

숨을 들이쉬었다가 내쉬면서 엄지로 천골을 안쪽으로 밀어 넣습니다. 천골을 밀어 넣으면 무릎이 따라 올라가므로 숨을 들이마시며 다리를 천천히 내립니다. 이때 무릎을 과하게 들지 않아도 괜찮습니다. 바닥에서 살짝 떨어진 정도면 충분합니다. 1~2번 동작을 6~8회 반복합니다.

고관절 리셋

| 장점 |

1. 굽은 등·전방 경사 등 틀어진 자세가 개선되고 요통 예방이 된다
2. 허벅지 앞·종아리 부기가 빠져 날씬한 다리가 된다
3. 상·하체 모두 원하던 라인으로 변화한다

고관절은 모든 움직임에서 중요한 역할을 하며 장요근과 내전근을 포함한 20개 이상의 주요 근육을 지지합니다. 고관절은 한쪽 뼈의 둥근 끝이 다른 뼈의 오목한 부분에 끼워진 형태인 구관절이므로 자유도가 높고 크게 여섯 방향으로 움직입니다. 그러나 일상에서 여섯 방향으로 모두 움직일 일은 거의 없습니다. 그러니 관절이 점점 굳고 기능이 떨어져, 요추 같은 다른 뼈나 근육에 부담을 주고 그 결과 허벅지 앞쪽이나 종아리가 부어 다리가 굵어집니다. 또 다리 모양에도 영향을 끼쳐 일상생활에도 지장을 줍니다.

고관절은 생각보다 몸의 중심부에 있습니다. 운동할 때뿐 아니라 평소에 다리를 움직일 때도 몸의 중심부터 움직여 봅시다. 고관절이 틀어지면 상체도 무너집니다. 평소에 잘 움직이지 않는 방향으로도 고관절을 움직여 예쁜 상체와 하체를 만들어 보세요.

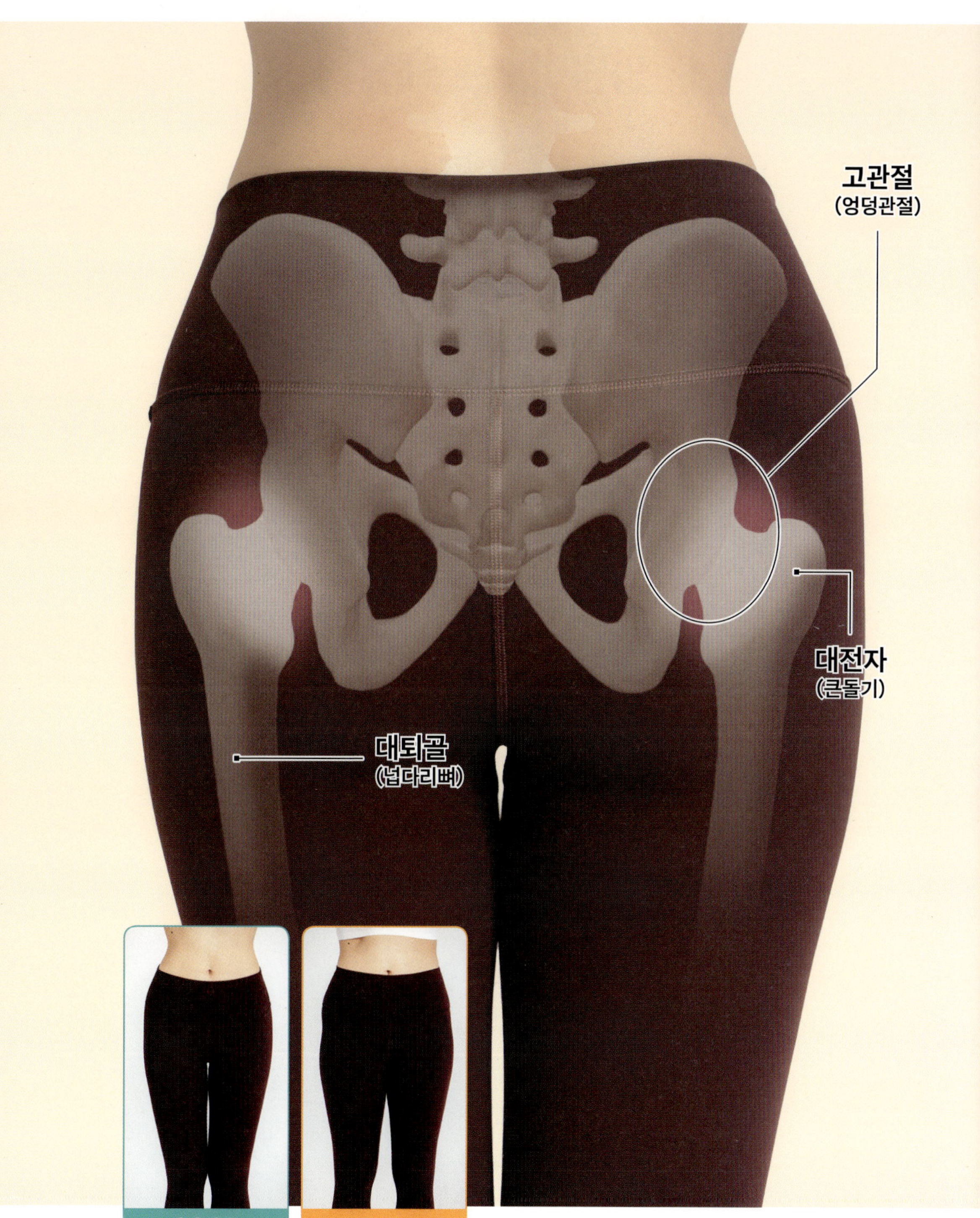
고관절
(엉덩관절)
대전자
(큰돌기)
대퇴골
(넙다리뼈)
GOOD
BAD

엉덩이 스트레칭

목표 시간 : 2~3분　　　**목표 횟수 : 1회씩**

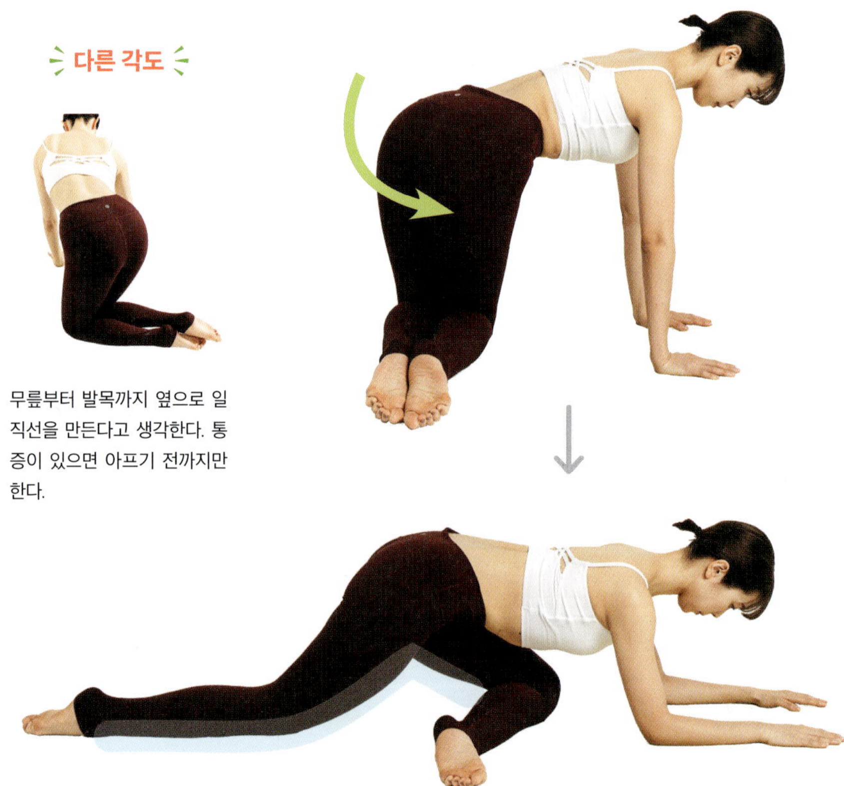

무릎부터 발목까지 옆으로 일직선을 만든다고 생각한다. 통증이 있으면 아프기 전까지만 한다.

1 한 다리 펴고 엉덩이 늘이기

네발 기기 자세에서 두 무릎을 꼭 붙입니다. 두 발목을 오른쪽으로 옮긴 다음 오른 다리를 뒤로 빼서 늘이며 왼쪽 무릎 아래쪽을 바닥에 붙입니다. 두 팔도 바닥에 붙입니다. 30초 동안 버틴 뒤 반대쪽도 스트레칭 합니다. 편안히 호흡합니다.

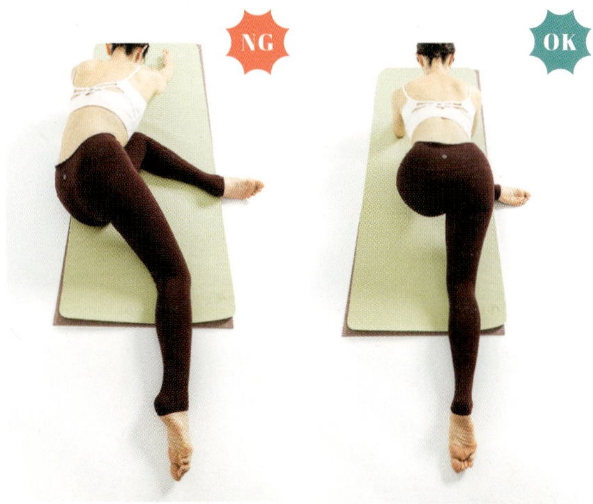

엉덩이는 바닥에서 떨어뜨린다. 오른쪽 자세가 바른 자세.

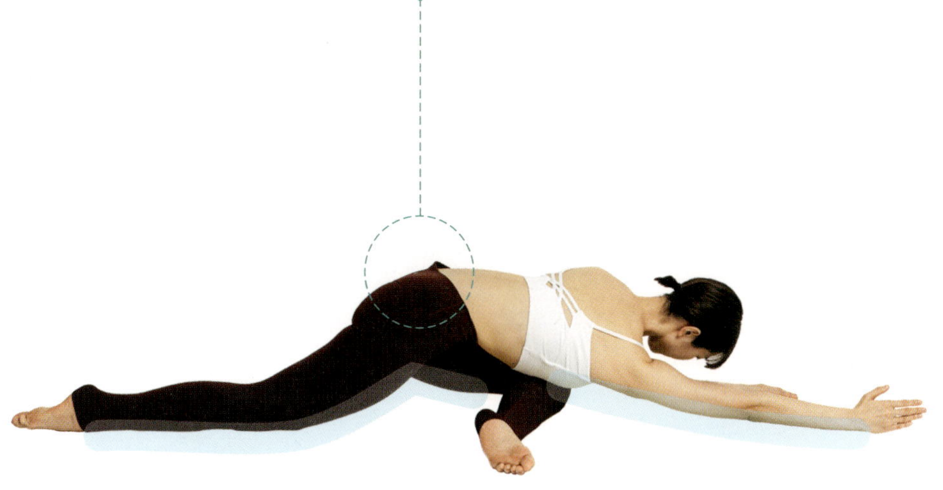

2 팔도 뻗어 한층 길게 늘이기

가능한 사람은 1번 자세에서 오른손을 뻗습니다. 엉덩이가 바닥에 닿으면 제대로 늘어나지 않으므로 왼쪽 엉덩이가 바닥에 닿지 않도록 떨어뜨려 줍니다. 30초 동안 버틴 뒤 반대쪽도 스트레칭 합니다. 편안히 호흡합니다.

허벅지 앞 스트레칭

목표 시간 : 2분　　　**목표 횟수 : 좌우 1회씩**

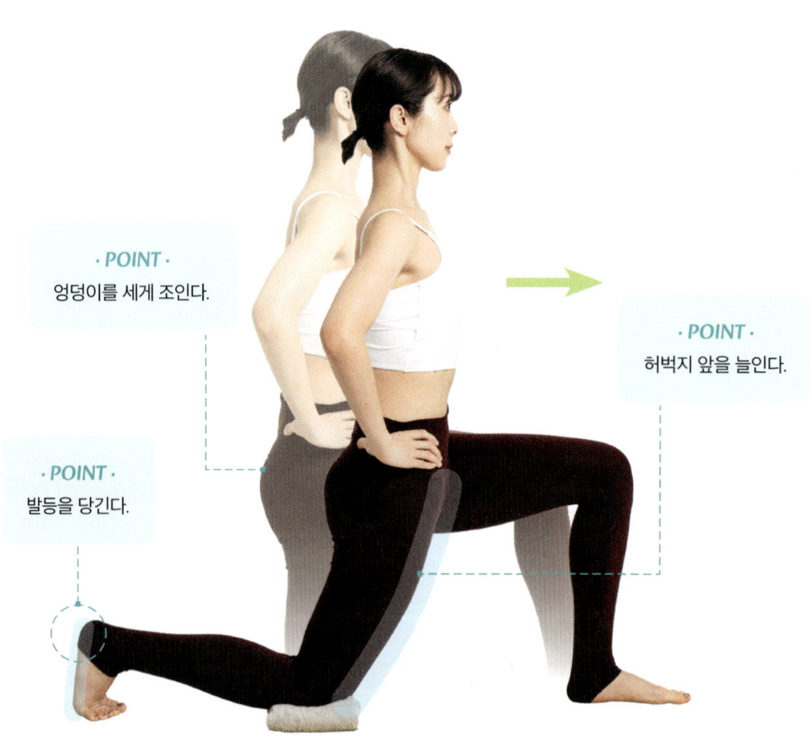

1 골반 앞으로 내밀고 30초 버티기

왼쪽 다리를 앞으로 뻗고 무릎을 세운 뒤 수건을 접어 오른쪽 무릎 아래에 댑니다. 허리를 살짝 말아 오른쪽 엉덩이에 힘이 들어가는 것을 확인합니다. 그 상태에서 골반을 앞으로 내밉니다. 오른발의 발가락을 세우면 균형을 잡기 쉽고, 허벅지 앞쪽이 더 길게 늘어납니다. 30초 동안 버틴 뒤 반대쪽도 스트레칭 합니다.

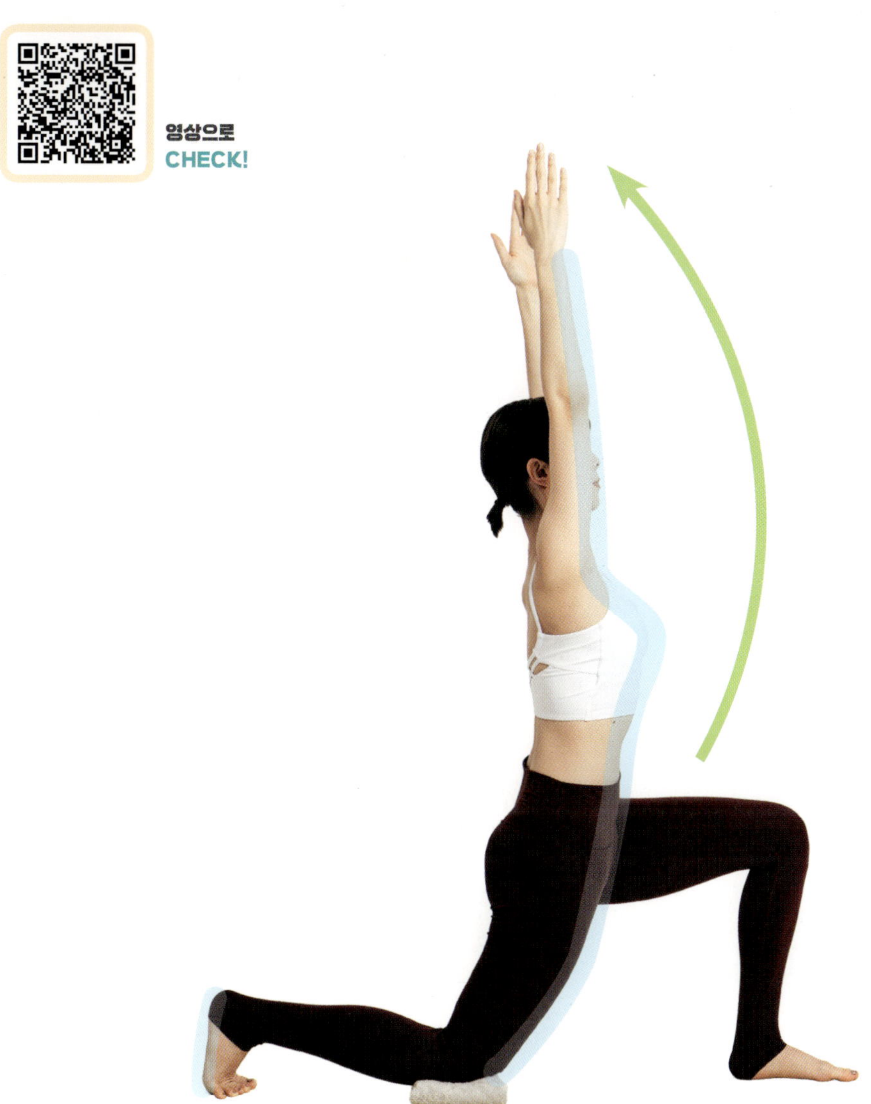

2 팔 들고 10초 이상 버티기

가능한 사람은 1번 자세에서 숨을 들이쉬며 두 손을 하늘로 뻗고 대각선 위쪽을 바라봅니다.
편안히 호흡하며 10~30초 동안 버티고 반대쪽도 스트레칭 합니다.

허벅지 뒤 스트레칭

목표 시간 : 1분　　**목표 횟수 : 4~6회**

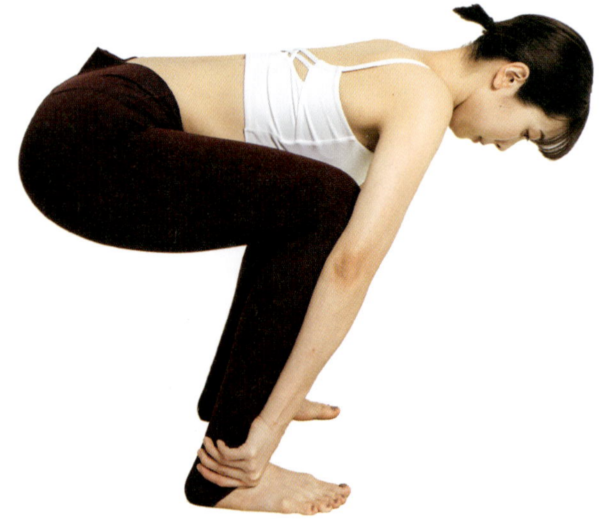

1 **등 뻗고 발목 잡기**

다리를 골반 너비로 벌리고 발목을 잡습니다. 이때 등이 말리지 않도록 합니다.

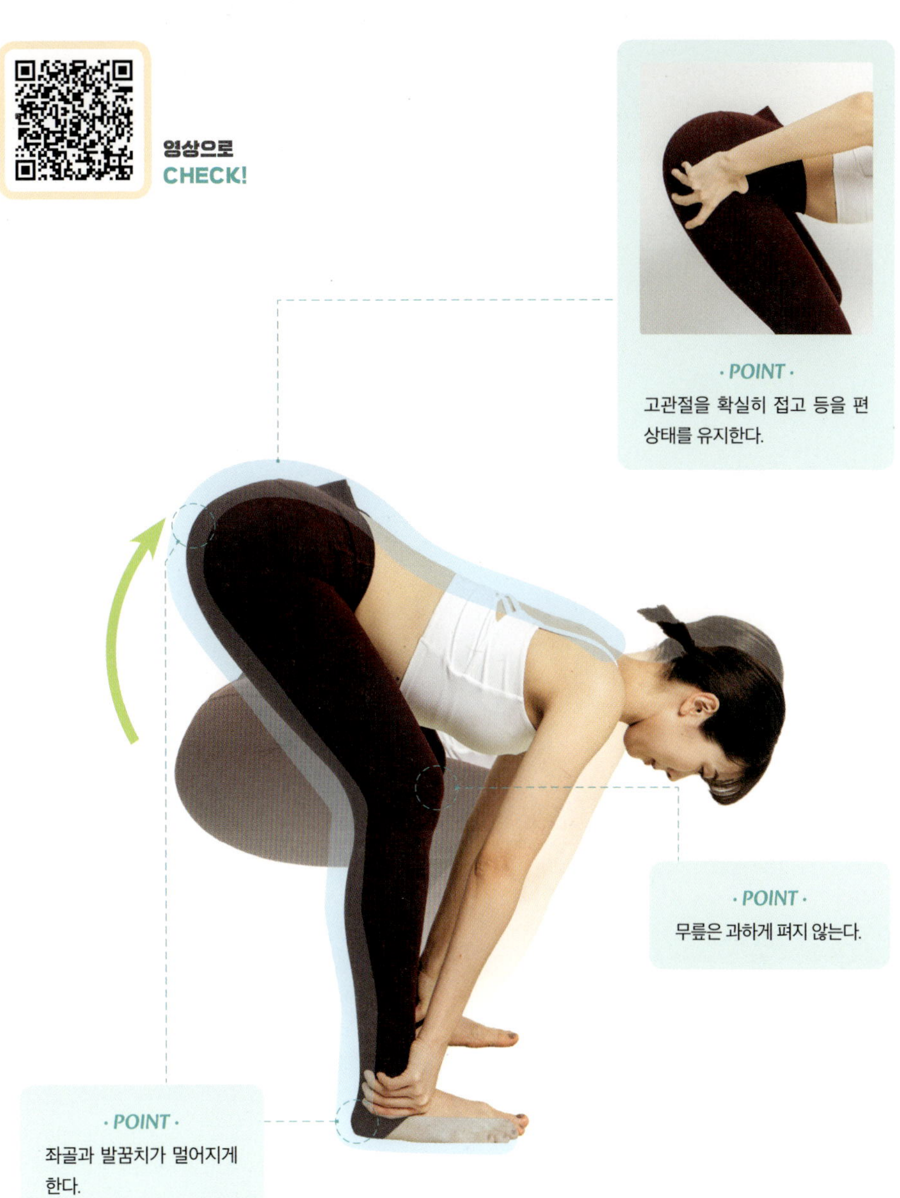

2 좌골 밀어 엉덩이 들기

1번 자세에서 숨을 들이쉬었다가 내쉬면서 좌골을 천장으로 밀어 올린다고 생각하며 엉덩이를 들어 줍니다. 무릎은 과하게 펴지 않아도 괜찮습니다. 발꿈치가 뜨지 않도록 바닥으로 꾹 누릅니다. 10초 동안 버티고 제자리로 돌아옵니다. 1~2번 동작을 4~6회 반복합니다.

고관절 접었다 펴기

목표 시간 : 5분 **목표 횟수 : 좌우 5회씩**

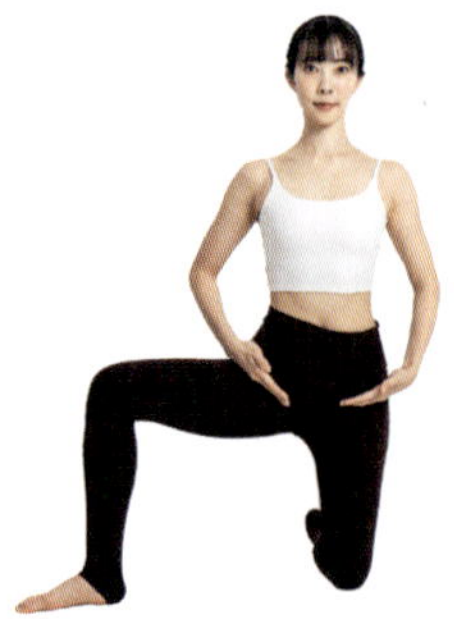

사진처럼 가랑이 쪽에 새끼손가락을 댄다.

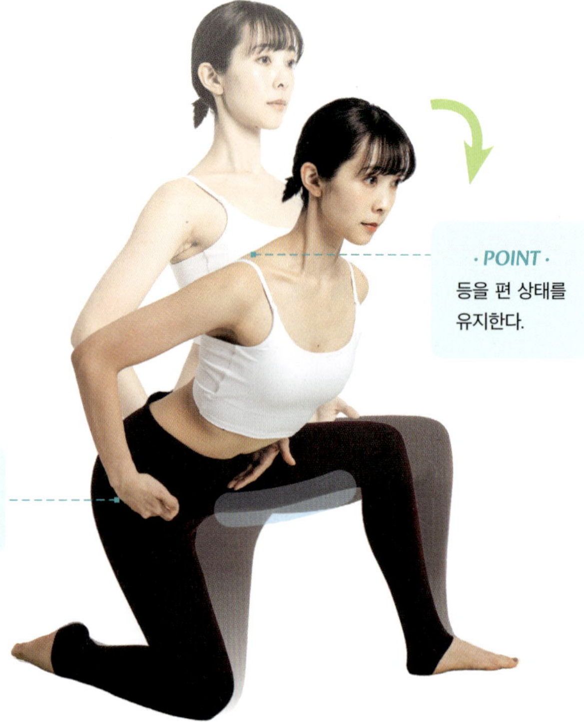

1 가랑이에 새끼손가락 대고 고관절 접기

한 다리는 옆으로 벌리고, 다른 다리는 무릎을 꿇습니다. 가랑이에 새끼손가락을 대고 숨을 내쉬며 뼈로 손가락을 집듯이 상체를 앞으로 기울여 고관절을 접습니다. 숨을 내쉬면서 몸을 일으켜 처음 자세로 돌아옵니다. 좌우 5회씩 반복합니다.

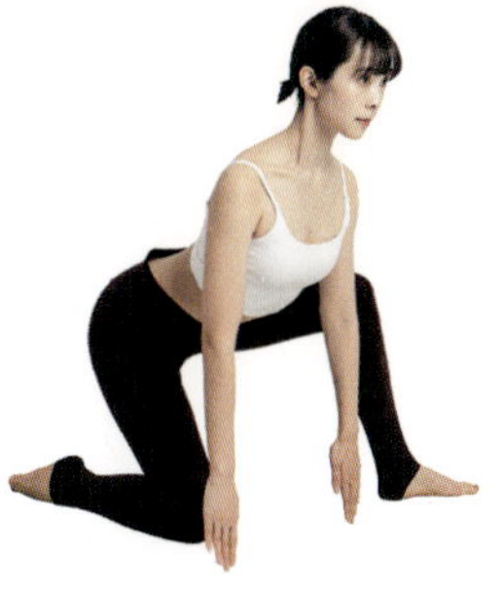

고관절을 계속 접은 상태로 등을 펴
서 진행한다.

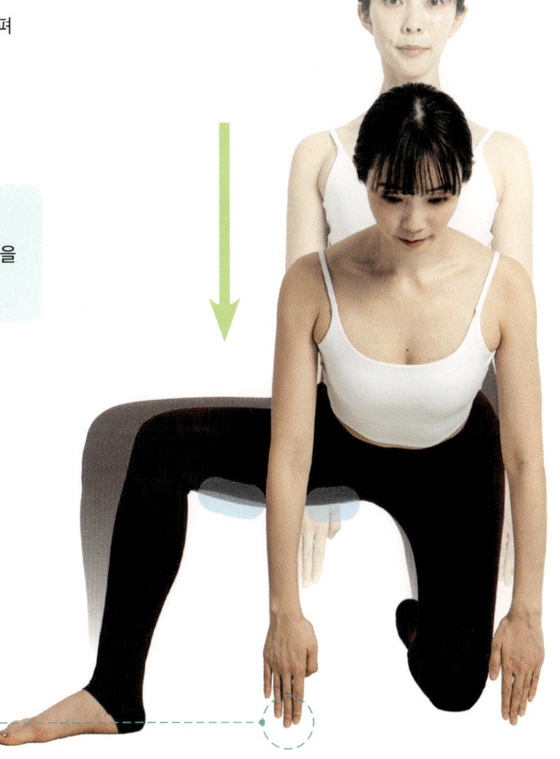

2 팔 아래로 뻗어 고관절 접기

한 다리는 옆으로 벌리고, 다른 다리는 무릎을 꿇습니다. 1번 동작과 마찬가지로 고관절을 접
는 데에 신경 쓰면서 손끝이 바닥에 닿도록 팔을 아래로 뻗습니다. 숨을 들이쉬며 천천히 처
음 자세로 돌아옵니다. 좌우 5회씩 반복합니다.

거골 × 발바닥 리셋

| 장점 |

1. 종아리 부기가 빠지고, 다리 라인이 가늘고 예뻐진다
2. 피가 잘 통하고 발이 쉽게 붓지 않는다
3. 몸의 균형이 잡혀 경직된 자세가 풀어진다

거골은 우리 몸에서 근육이 붙어 있지 않은 유일한 뼈입니다. 성인의 뼈는 총 206개인데 그중 발뼈가 좌우 모두 더해 거의 50개에 이르니 뼈의 4분의 1이 발에 모여 있는 셈이지요. 거골은 자유도가 높고 꺾이기도 쉬워, 높은 구두를 신는 사람뿐 아니라 누구나 틀어지기 쉬운 부분입니다. 블록 쌓기에 빗대자면 거골과 발바닥은 가장 밑바닥에 있는 토대이지요. 이 토대가 무너지면 그 위에 놓인 신체 전체에 부담이 가해져, 머리에까지 영향을 끼칩니다.

또 발바닥에는 아치가 3개 있는데 보통 이 아치가 과하게 솟으면 오목 발 또는 하이 아치, 내려앉아 있으면 평발이라고 합니다. 둘 다 발에 가해지는 충격을 제대로 분산하지 못하거나 지나치게 흡수하여 큰 부담을 줍니다. 무너진 블록을 어떻게 다시 세우고 균형을 잡느냐에 따라 라인이 달라집니다. 발가락 하나하나가 쫙 벌려지고 발바닥이 적당히 오목하고 탄력 있는, 최고의 상태로 바꾸어 봅시다.

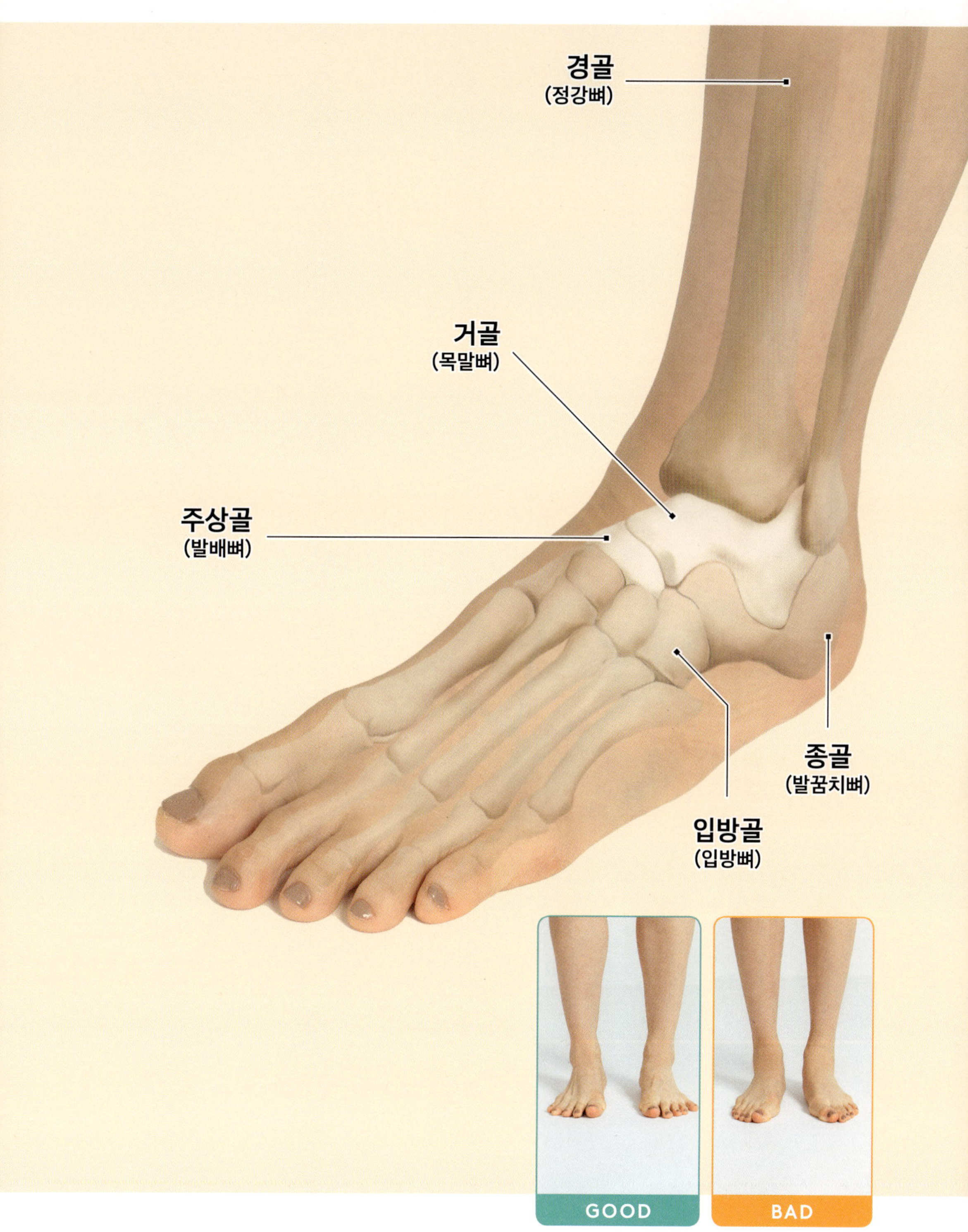

경골
(정강뼈)
거골
(목말뼈)
주상골
(발배뼈)
종골
(발꿈치뼈)
입방골
(입방뼈)
GOOD
BAD

발바닥 풀기

목표 시간 : 10분　　　**목표 횟수 : 좌우 1세트씩**

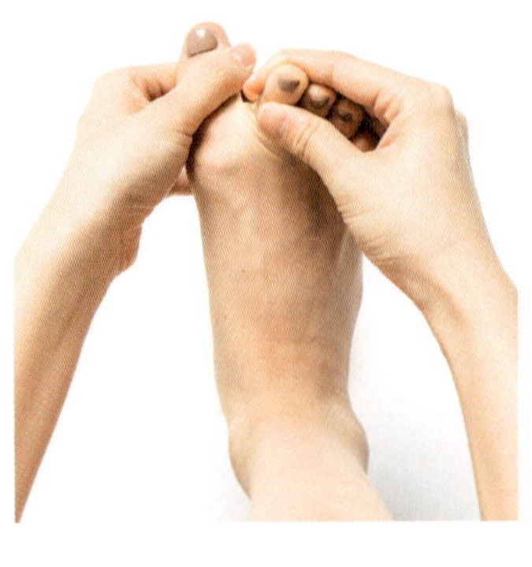

↓

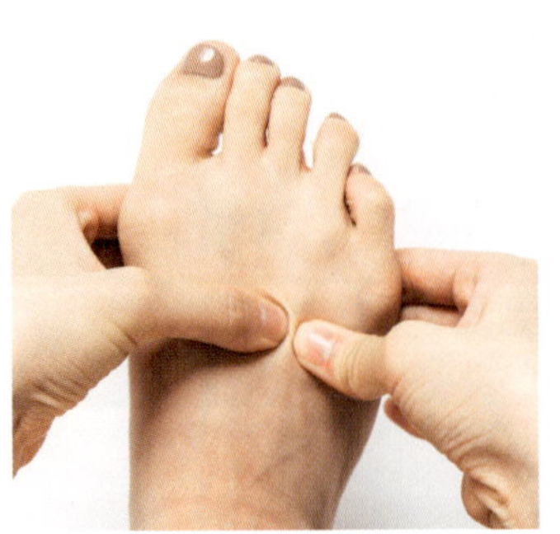

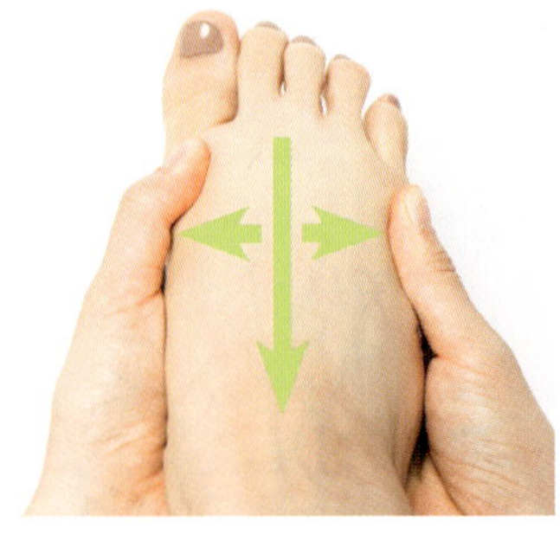

↓

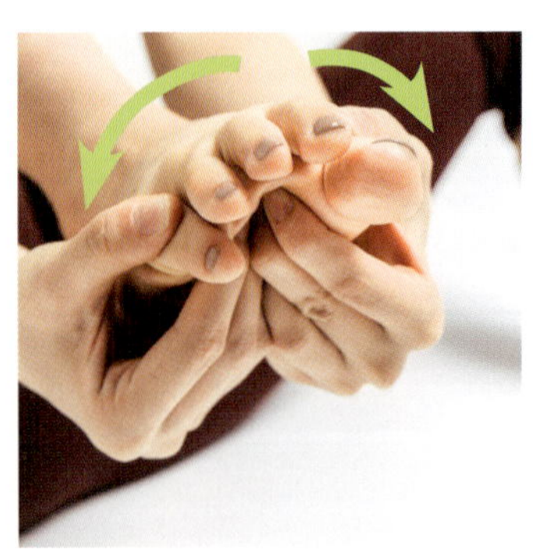

1 발가락을 찢듯이 하나하나 앞뒤로 움직입니다. 발등도 뼈를 따라 위아래로 풀어 줍니다. 발끝부터 시작해 발목까지 발 전체를 풀어 줍니다. 여러 번 반복합니다.

2 발로 산을 만든다고 생각하며 중심에서 바깥으로 발을 늘이며 둥글게 말아 줍니다. 발끝부터 시작해 발목까지 산 모양을 만들어 가며 발을 풀어 줍니다. 여러 번 반복합니다.

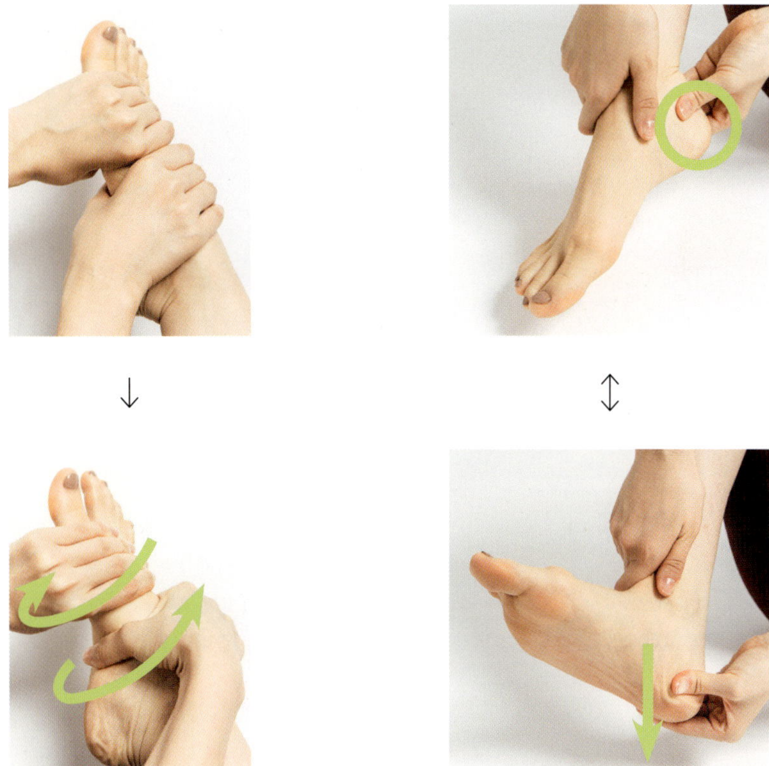

3 두 손으로 발을 쥐고 걸레를 쥐어짜듯이 발끝부터 시작해 발목까지 10~20회 비틀어 줍니다.

4 뒤꿈치를 쥐고 신발을 벗는다고 생각하며 아래로 밀어 줍니다. 10회 반복합니다. 1~4번 동작을 한 세트로 하여 좌우 1세트씩 진행합니다.

발바닥 아치 운동

목표 시간 : 4분　　**목표 횟수 : 좌우 8~10회씩**

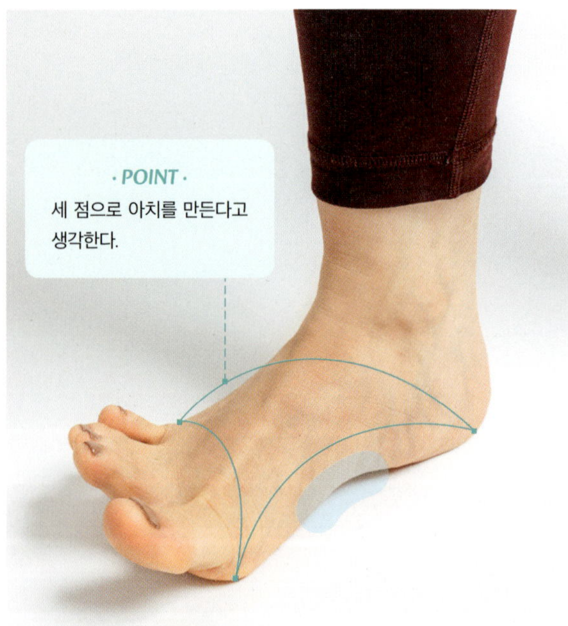

1 **발가락 들기**

발꿈치, 엄지발가락 아래쪽, 새끼발가락 아래쪽, 이 세 점을 바닥에 붙이고 발가락을 들어 올립니다.

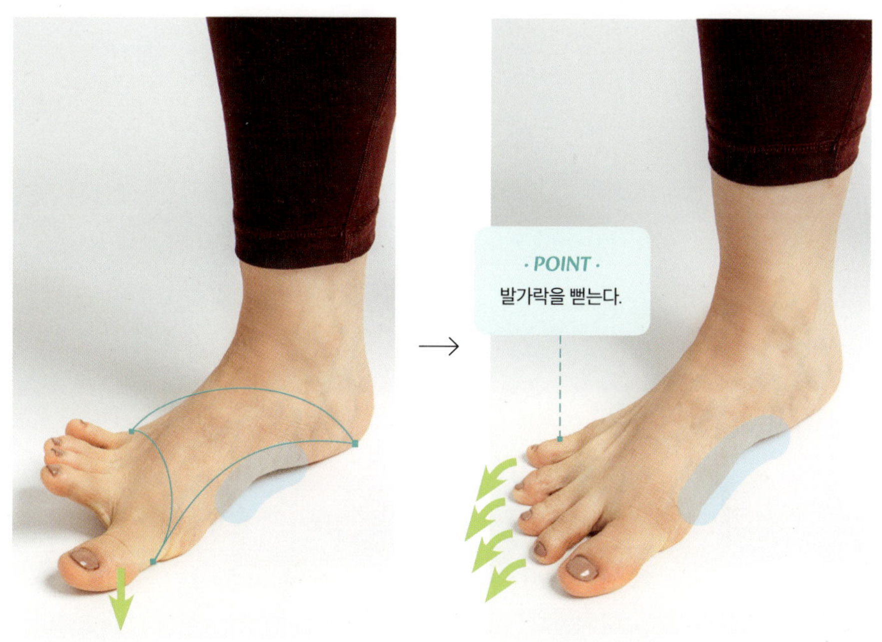

2 엄지발가락, 새끼발가락, 나머지 세 발가락 순서로 바닥에 내려놓기

세 점을 바닥에 붙인 채, 엄지를 바닥에 내려놓습니다. 그다음 새끼발가락을 내려놓고, 나머지 세 발가락도 바닥에 붙입니다. 1~2번 동작을 좌우 8~10회씩 반복합니다. 이 운동을 하면 발바닥이 제 역할을 되찾습니다.

발목 리셋

목표 시간 : 5분   **목표 횟수 : 좌우 5~8회씩**

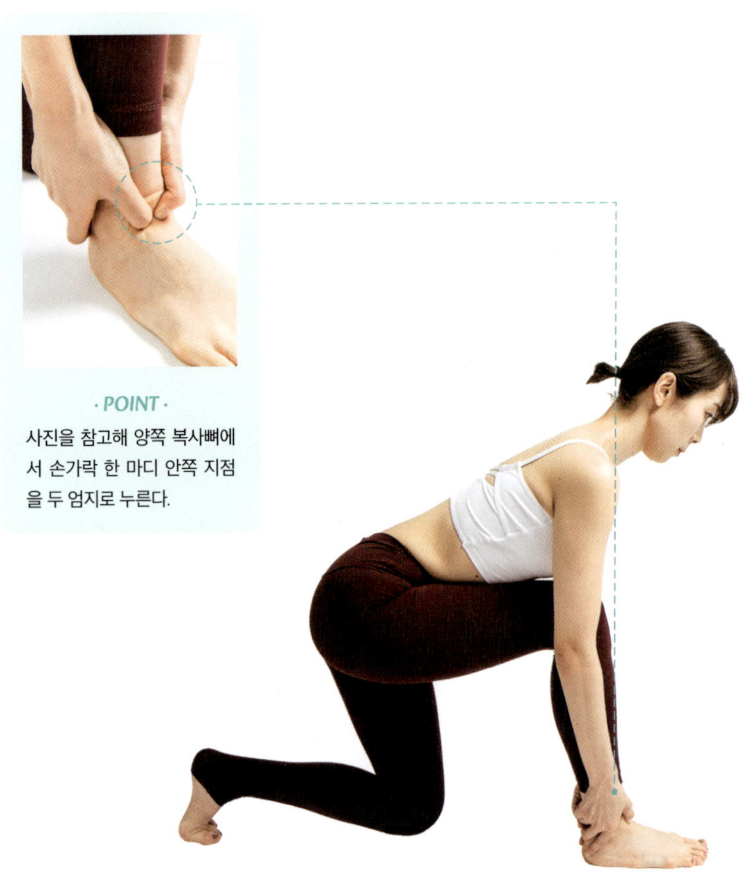

· POINT ·

사진을 참고해 양쪽 복사뼈에
서 손가락 한 마디 안쪽 지점
을 두 엄지로 누른다.

1 엄지로 거골 누르기

오른 다리를 앞으로 내밀고 반대쪽 다리는 무릎을 꿇고 앉습니다. 양 복사뼈에서 손가락 한 마
디 안쪽에 있는 거골을 두 엄지로 누릅니다.

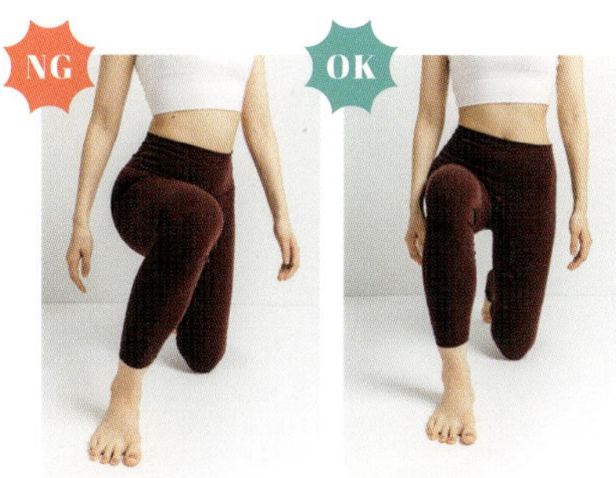

앞으로 내민 다리의 무릎이 안쪽이나 바깥쪽으로 돌아가지 않게 수직으로 세운다.

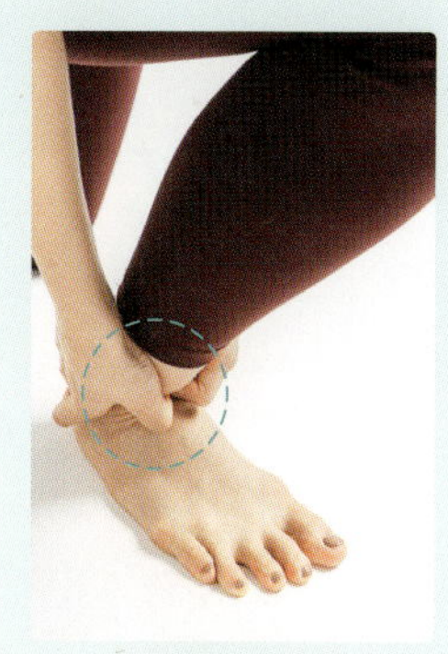

무게 중심을 앞으로 보내고,
거골을 엄지로 밀어 넣는다.

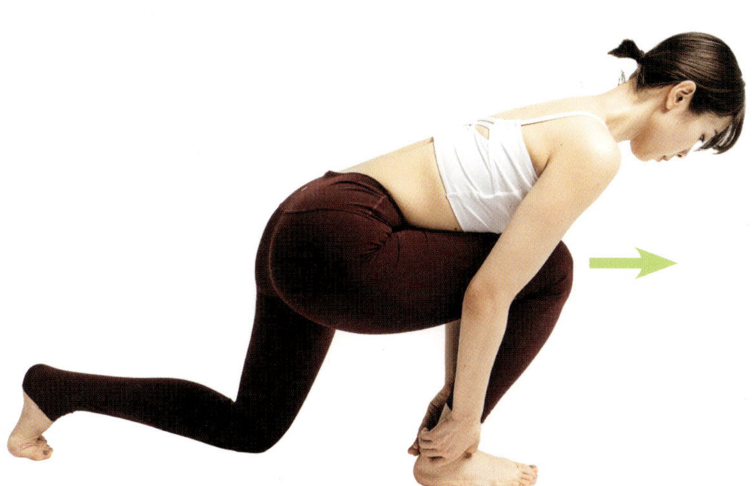

2 다리에 무게 싣고 거골 밀어 넣기

숨을 들이쉬었다가 내쉬면서 앞으로 내민 다리에 무게 중심을 싣고 거골을 밀어 넣습니다. 숨을 들이마시며 천천히 돌아옵니다. 1~2번 동작을 좌우 5~8회씩 반복합니다. 앞으로 내민 다리의 발꿈치가 바닥에서 떨어지지 않도록 신경 써서 진행합니다.

전신 연결 운동

목표 시간 : 5분　　　**목표 횟수 : 8~10회씩**

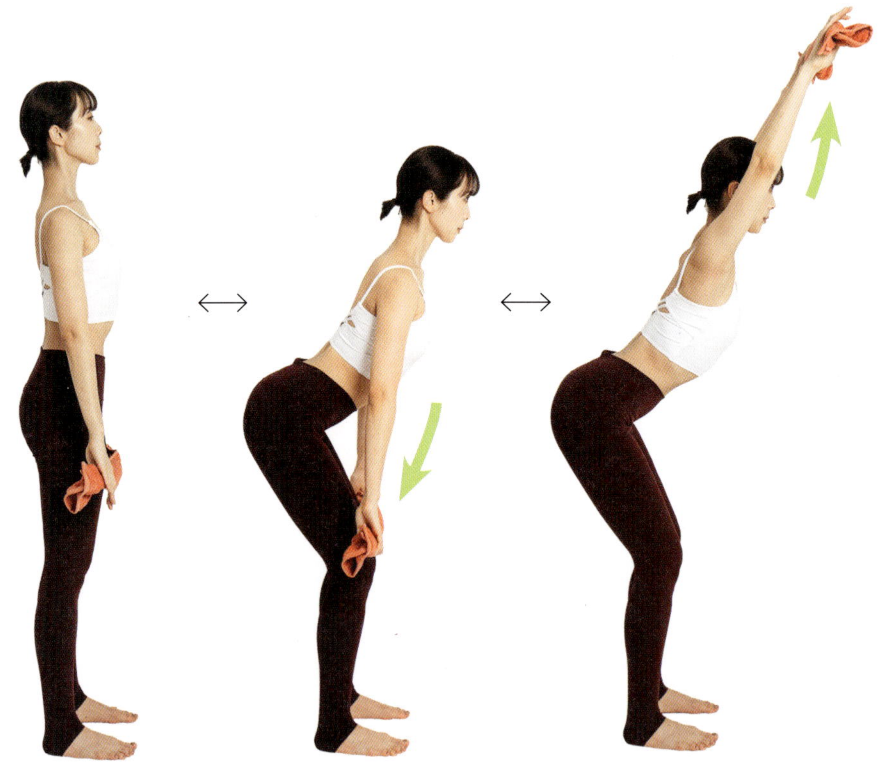

1 무릎 위에서 팔 올렸다가 내리기

다리를 골반 너비로 벌리고 서서 136쪽 '발바닥 아치 운동'에서 말한 세 점으로 바닥을 누릅니다. 두 손으로 수건을 쥐고 등을 길게 늘인 상태에서 손을 무릎 위에 올렸다가 숨을 들이마시면서 두 팔을 위로 뻗습니다. 숨을 내쉬며 팔을 내리고, 들이쉬며 곧게 섭니다. 이 동작을 8~10회 반복합니다.

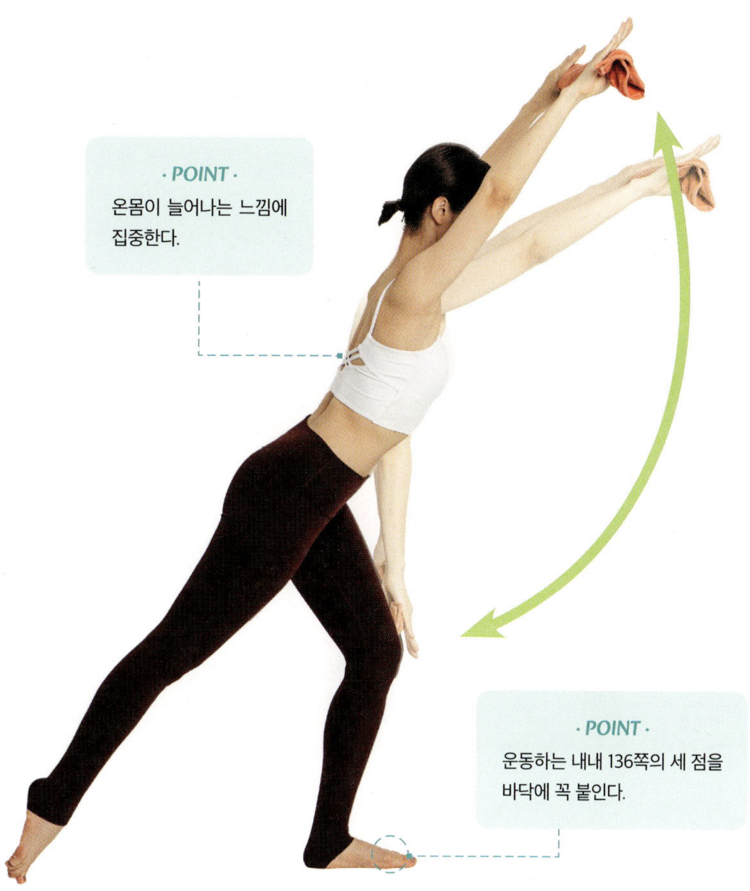

2 한 다리 뻗고 두 팔 올렸다가 내리기

1번 중간 자세에서 오른 다리를 뒤로 뻗고, 왼 무릎은 살짝 굽힙니다. 두 팔을 위로 뻗고 올렸다가 내리기를 반복합니다. 다리를 바꿔 8~10회 반복합니다. 편안히 호흡합니다.

중력 내 편 만들기 운동

목표 시간 : 3분   **목표 횟수 : 8~10세트**

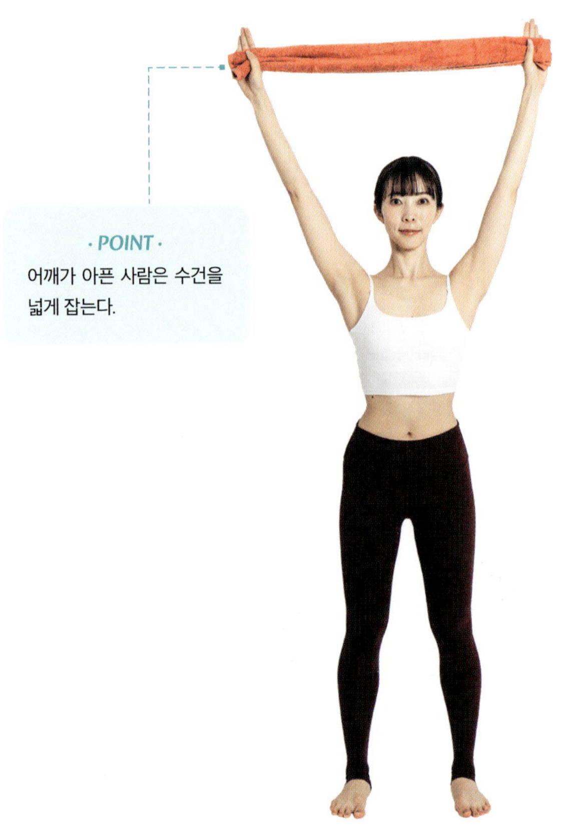

1 수건 쥐고 팔 뻗기

다리를 골반 너비로 벌리고 발가락이 앞을 향하게 섭니다. 수건을 넓게 쥐고 팔을 위로 뻗습니다.

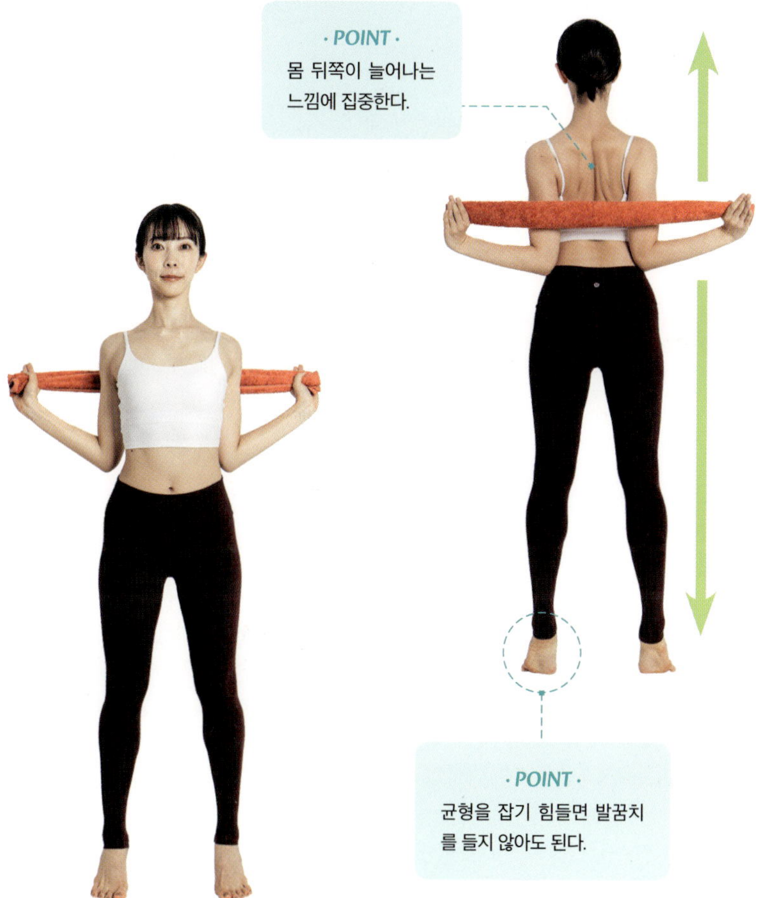

2 수건 쥐고 등으로 팔 모아 내리기

1번 자세에서 숨을 내쉬며 까치발을 들고 팔꿈치를 등으로 모으며 수건을 내립니다. 균형을 잡으면서 숨을 들이쉬며 1번 자세로 돌아옵니다. 1번과 2번 동작을 묶어 한 세트입니다. 8·10세트를 목표로 반복합니다.

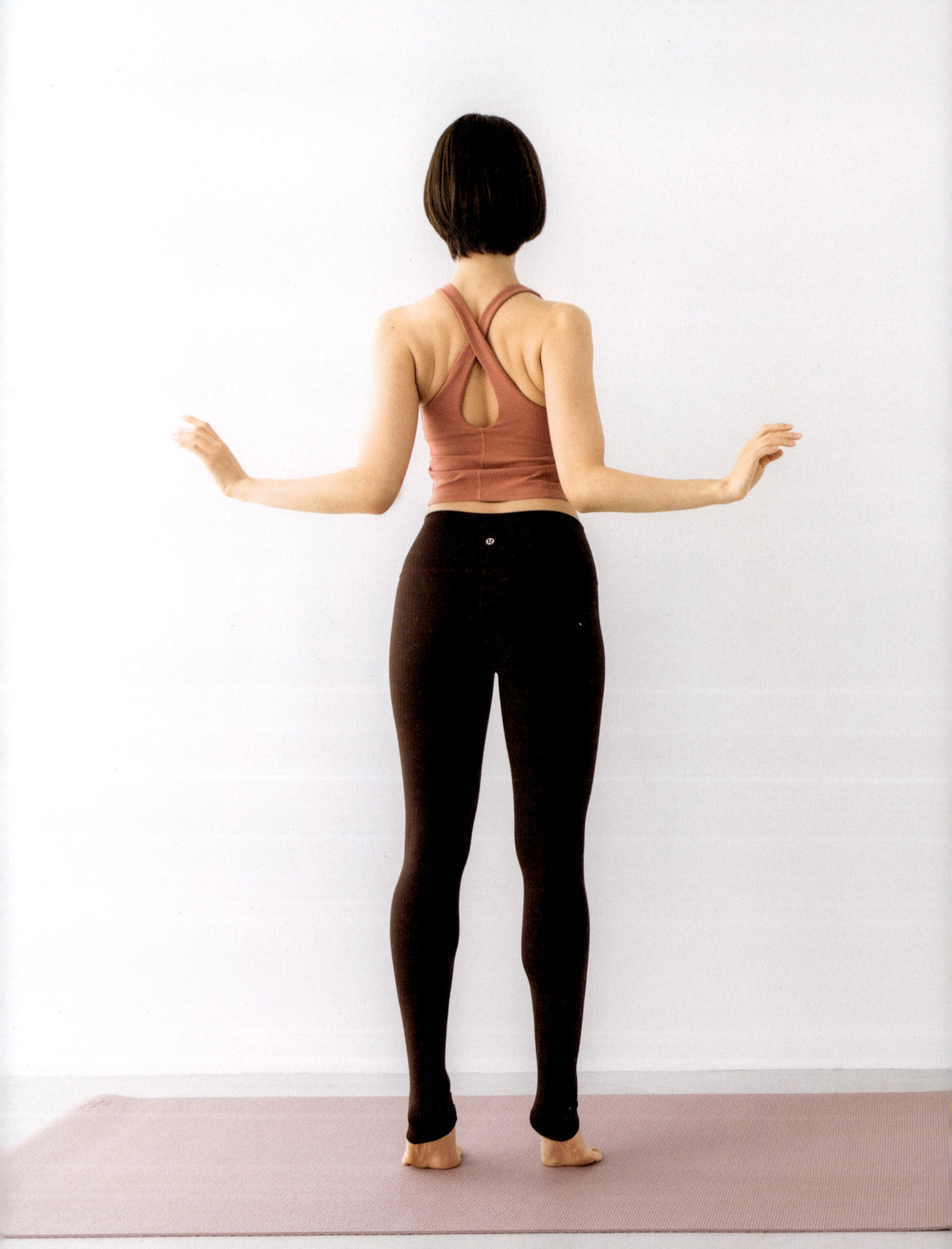

Part

3

더 예뻐지는
상체 리셋

‘얼굴 라인’, ‘목’, ‘쇄골’, ‘등’, ‘팔뚝’, ‘허리’, 상체에서
가장 신경 쓰이는 여섯 부위를 다듬어 줄 운동을 소개합니다.
상체 리셋에 부위별 운동을 더해서 매일 운동하면
아름다운 몸매를 더 빨리 얻을 수 있습니다.

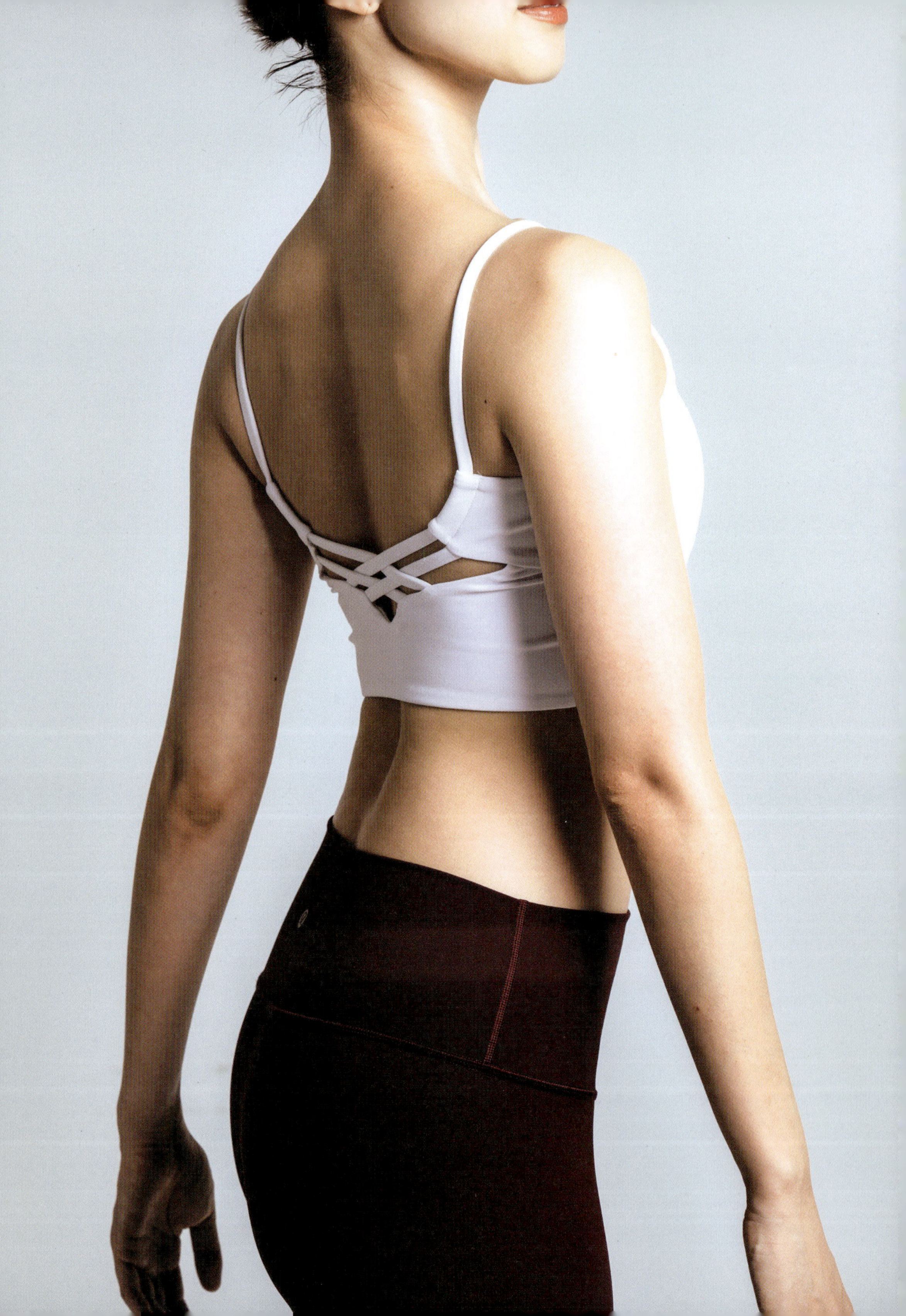

신경 쓰이는 부위를
한층 더 아름답게

Part.2에서 소개한 상체 리셋을 습관화하면 몸이 제 기능을 되찾고 개성이 드러나는 평생 함께할 몸으로 변화합니다. 상체 리셋만으로도 여러 통증이 완화되고 몸매가 달라지지만, 조금 더 예뻐지고 싶은 이들에게 도움이 될 부위별 운동을 소개합니다.

상체 리셋에서 기초를 다졌다면, Part.3 '더 예뻐지는 상체 리셋'에서는 각 부위를 더 아름답게 다듬어 봅니다.

- 처진 피부를 끌어 올려 얼굴을 작게 만드는 '얼굴 라인 다듬기'
- 목 라인이 예뻐지는 '목 길게 늘이기'
- 쇄골이 예쁜 목 라인을 위한 '드러나는 쇄골 만들기'
- 늘어진 팔뚝을 정리하는 '탄탄한 팔뚝 만들기'
- 지방이 빠지며 척추와 견갑골이 드러나는 '등 라인 만들기'
- 허리 라인이 살아나는 '잘록한 허리 만들기'

이 6가지 운동입니다. 상체 리셋을 한 뒤에 신경 쓰이는 부분의 운동을 더해 꿈꿔 왔던 몸매를 만들어 봅시다.

얼굴 라인 다듬기

≥ 다른 각도 ≥

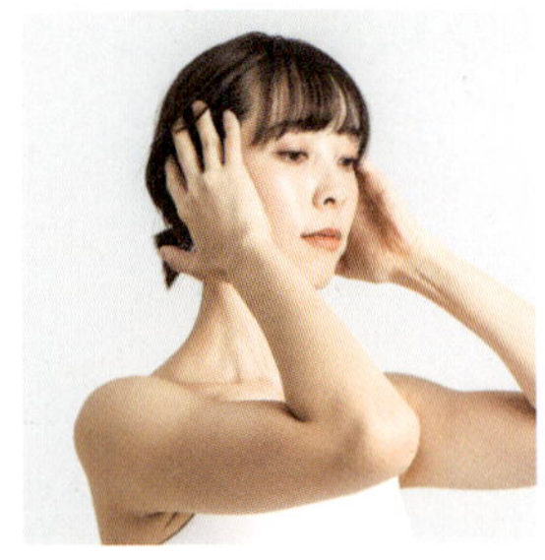

손가락 바닥으로 옆통수를 누르고 천천히 돌려 풀어 준다.

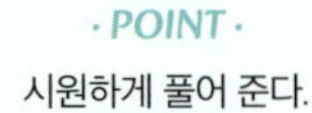

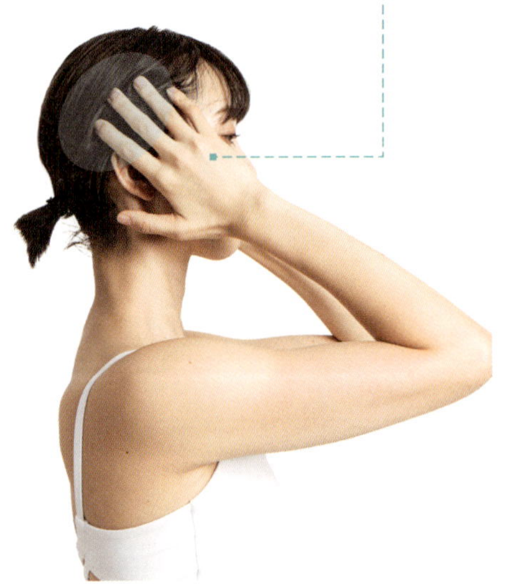

1 뭉친 옆통수 풀기

손끝으로 옆통수(귀 위쪽 부근)를 30초 동안 풀어 줍니다. 풀리지 않은 기분이 든다면 30초 더 풀어 줍니다. 편안히 호흡합니다.

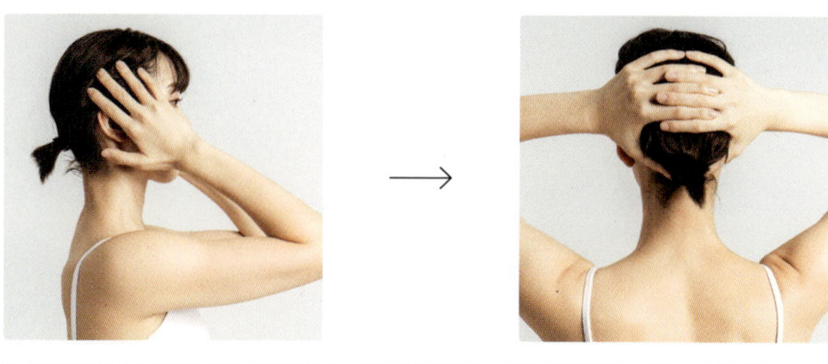

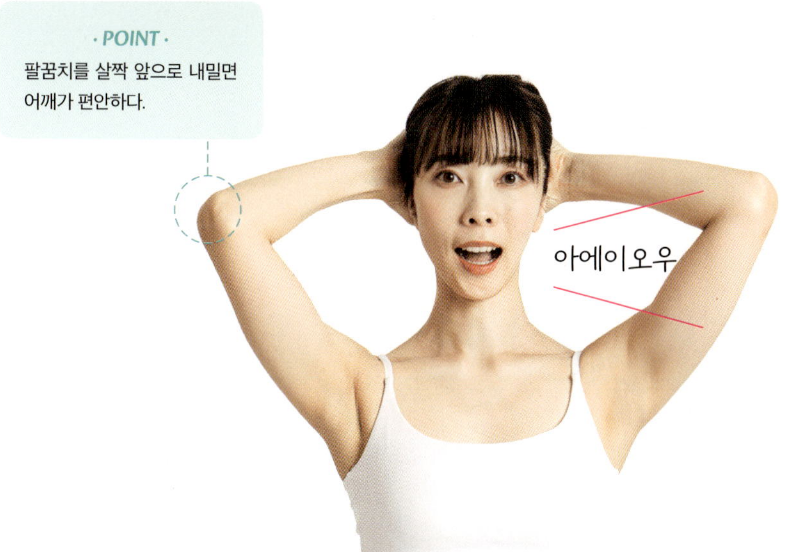

2 '아에이오우'로 얼굴 전체 움직이기

손끝을 옆통수에 올리고, 대각선 위쪽으로 머리칼을 모아 올리듯 손끝으로 쓸어 올립니다. 머리 뒤쪽에 손을 모으고 엄지를 머리와 목 사이에 둔 뒤 입을 크게 벌려 '아에이오우'라고 발음합니다. 손을 풀고 다시 손가락 끝으로 머리를 쓸어 올리는 동작부터 시작합니다. 5~10회 반복합니다.

목 길게 늘이기

목표 시간 : 2~3분   목표 횟수 : 5~8회

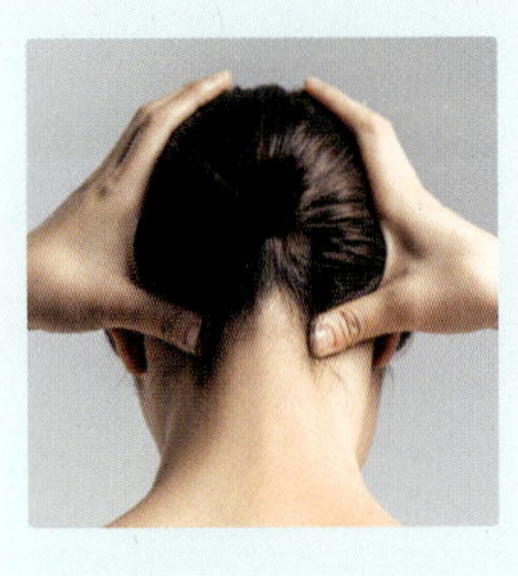

· POINT ·

머리와 목 사이의 움푹 파인 곳
에 엄지를 댄다.

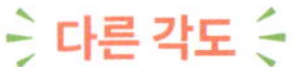

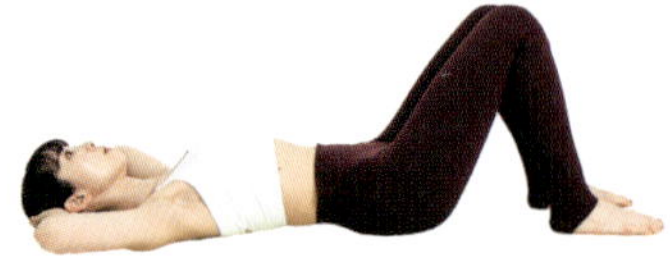

허리를 과하게 꺾지 말고, 골반 양쪽에 튀어나
온 뼈와 치골을 잇는 삼각형 면이 바닥과 평행
하도록 눕는다(95쪽 참조).

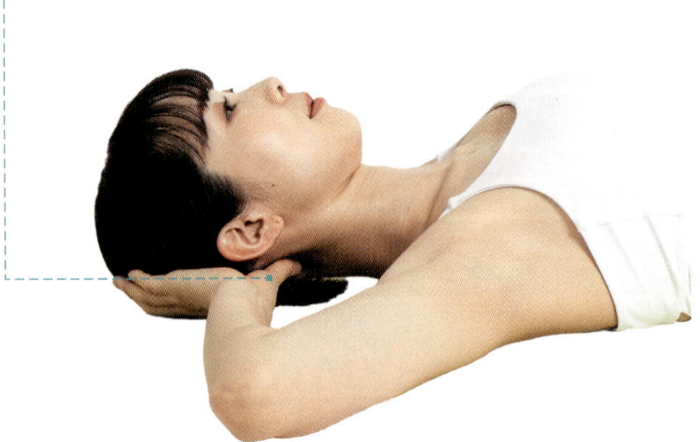

1 **천장 보고 누워 머리와 목 사이에 엄지 대기**

천장을 보고 누워 무릎을 세웁니다. 머리와 목 사이에 엄지를 대고 다른 손가락은 머리 옆에
둡니다. 머리는 바닥에 꼭 붙입니다.

영상으로
CHECK!

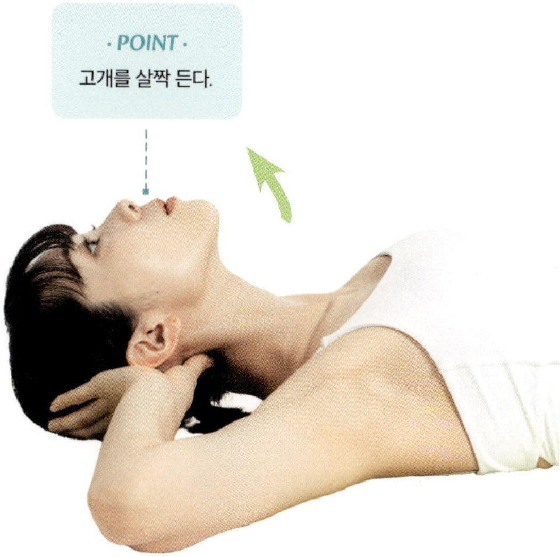

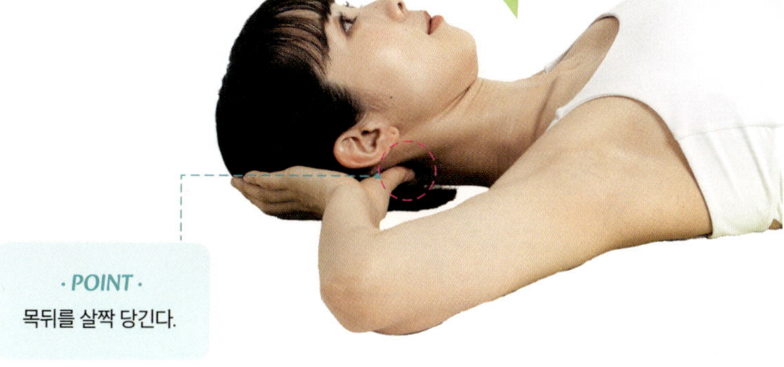

2 고개 위아래로 움직이기

숨을 들이쉬며 고개를 들고, 숨을 내쉬면서 엄지로 누른 머리와 목 사이 부분을 위로 들어 올리듯이 당기며 고개를 숙입니다. 이 동작을 5~8회 반복합니다.

드러나는 쇄골 만들기

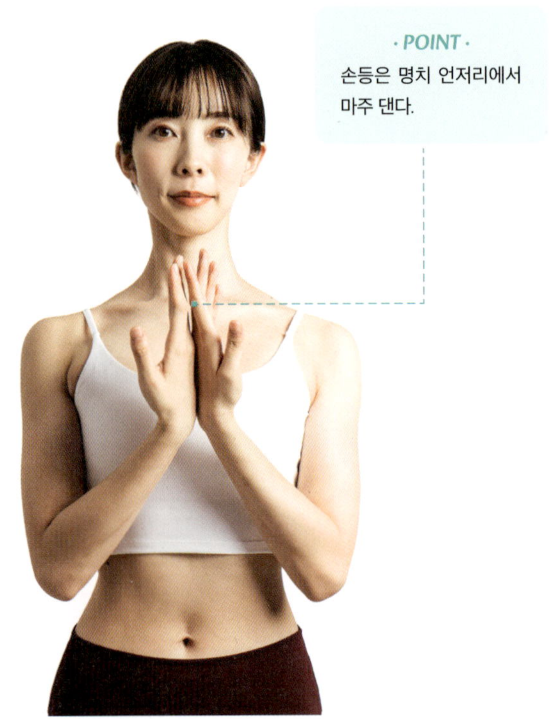

1 **손등 맞대고 팔 올리기**

손등을 맞대고 손이 명치 부근에 오도록 팔을 올립니다. 손을 너무 높이 들면 어깨가 따라 올라가 목이나 어깨가 결릴 수 있으니 적당히 올리도록 합니다.

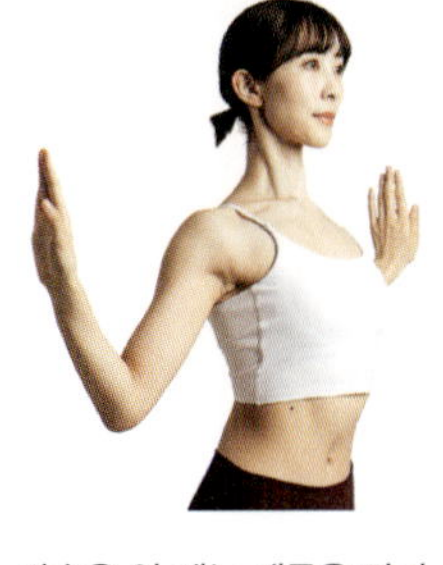

가슴을 열 때는 쇄골을 당기
는 데 집중하고, 견갑골을 과
하게 모으지 않는다.

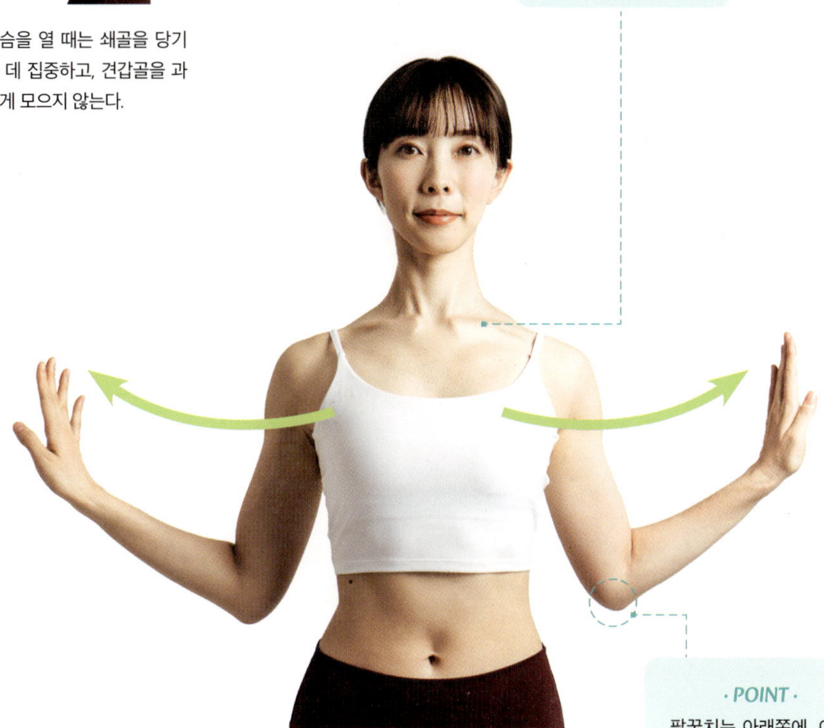

2 쇄골 뒤로 당겨 가슴 열기

억지로 견갑골을 모으지 말고, 쇄골을 뒤로 당긴다고 생각하며 숨을 들이쉬면서 손바닥을 바
깥쪽으로 벌려 가슴을 엽니다. 숨을 내쉬며 제자리로 돌아옵니다. 1~2번 동작을 8~10회 반복
합니다.

목표 시간 : **3분**   목표 횟수 : **2~3세트**

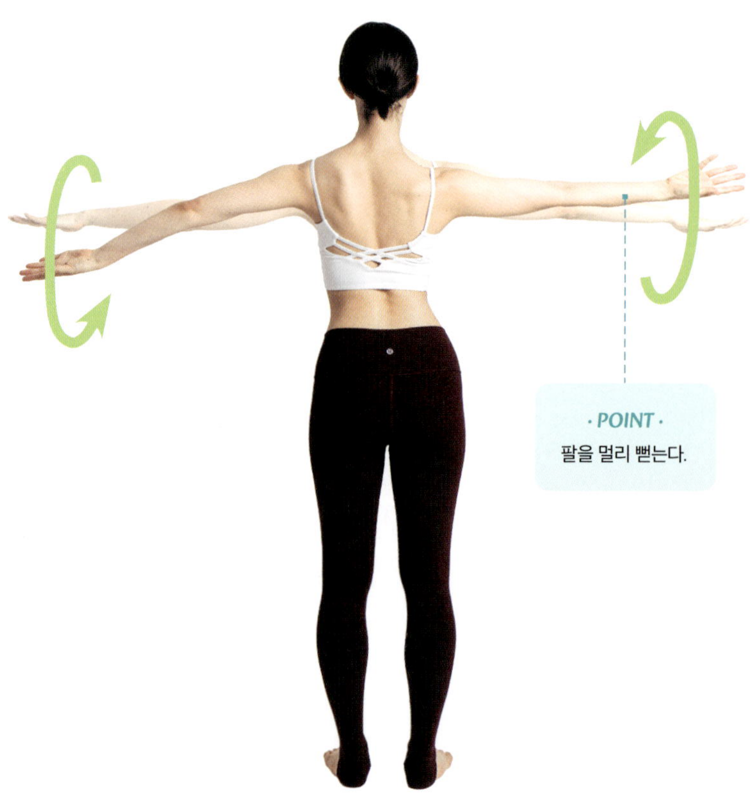

1 팔 비틀기

팔을 어깨높이로 뻗고 손바닥은 바닥을 향하게 돌립니다. 팔을 멀리 뻗으면서 걸레를 짜듯 한 쪽 팔은 바깥으로, 다른 팔은 안쪽으로 비틉니다.

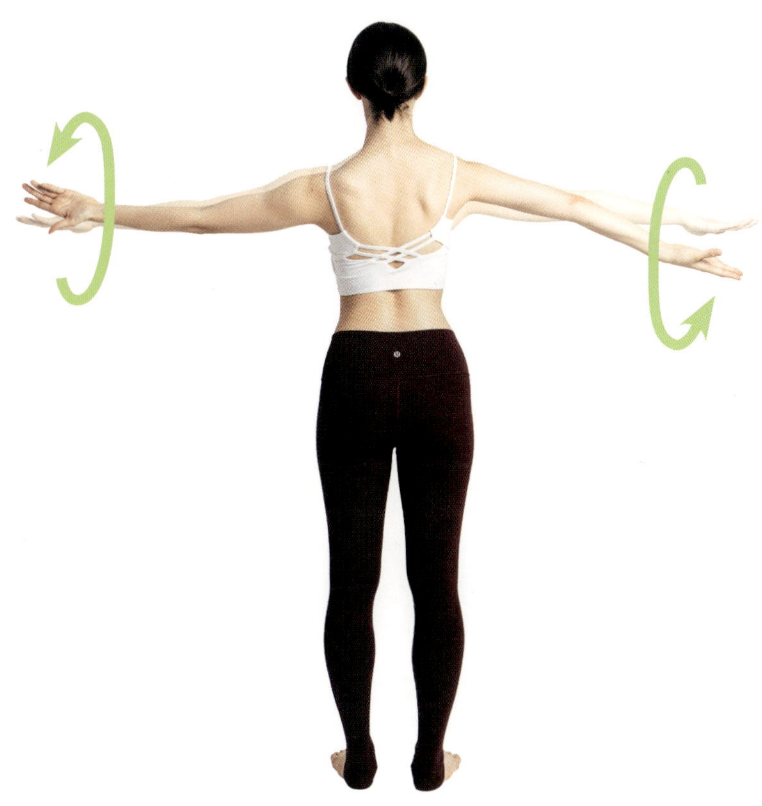

2 팔 반대로 비틀기

1번과 반대 방향으로 비틉니다. 1~2번 동작을 더해 10회를 한 세트로 하여, 2~3세트 진행합니다.

등 라인 만들기

목표 시간 : 4분　　**목표 횟수 : 1~2세트**

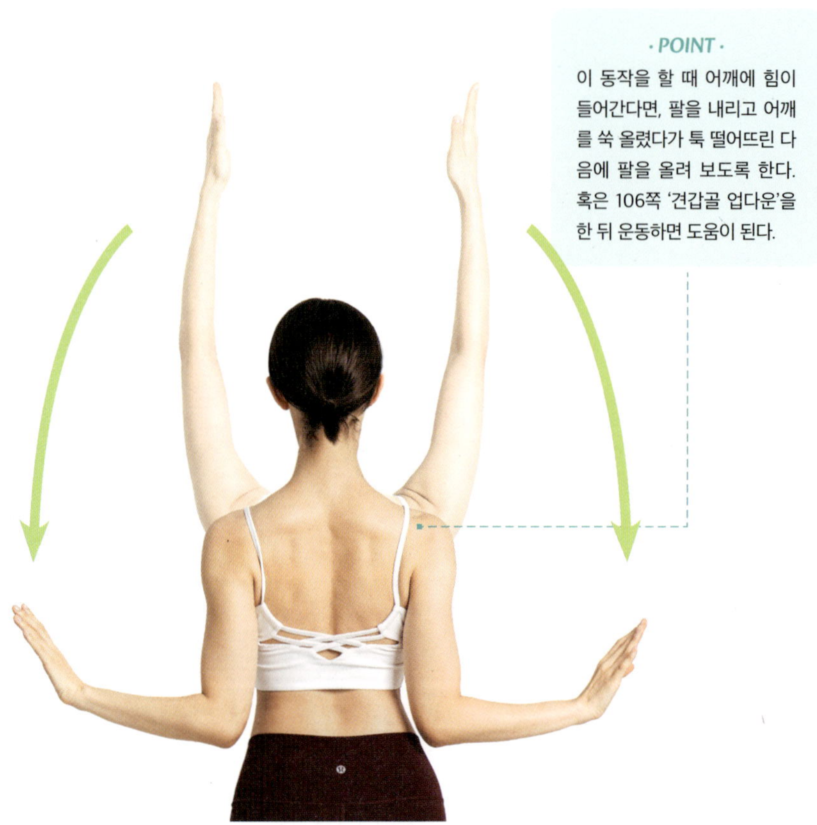

1 **손바닥 마주 보게 하고, 팔 올렸다가 'W'로 내리기**

손바닥을 마주 보게 하고 팔을 위로 쭉 폅니다. 그다음 손바닥을 바깥으로 돌리고, 팔꿈치를
등 쪽으로 모으며 알파벳 'W' 모양으로 내립니다.

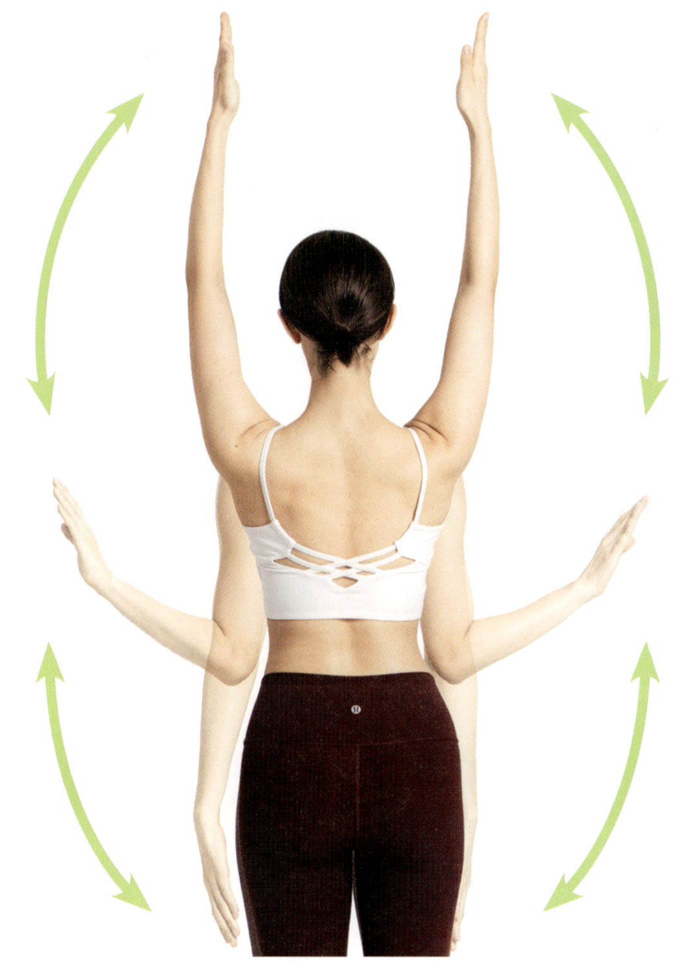

2 팔 내리기→'W'→팔 올리기

'W' 자세에서 손바닥을 안쪽으로 돌리며 팔꿈치를 폅니다. 그리고 다시 팔꿈치를 굽혀 'W' 모양을 만든 다음 팔을 쭉 올려 1번 처음 자세로 돌아옵니다. 팔 올리기→'W'→팔 내리기→'W'→팔 올리기 동작을 1·2세트 진행합니다. 편안히 호흡합니다.

잘록한 허리 만들기

목표 시간 : 3~4분   목표 횟수 : 좌우 5~7회씩

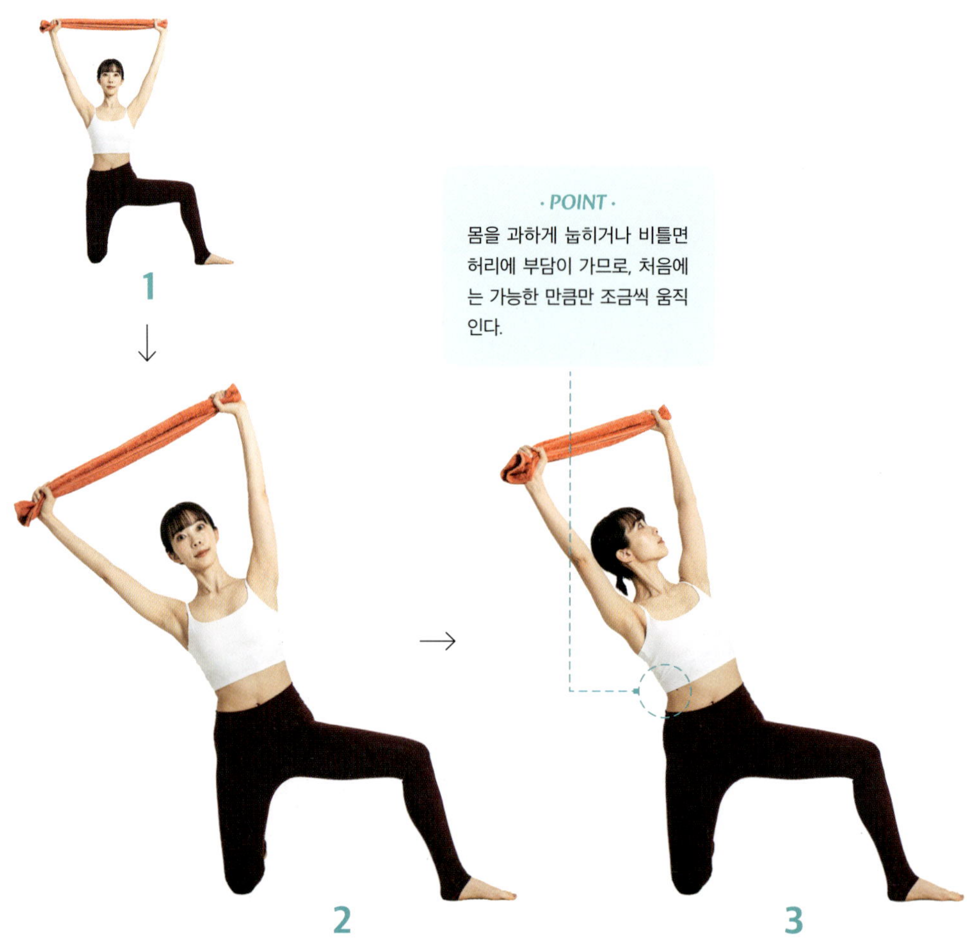

1 한쪽 무릎 세워 몸 돌리기

왼쪽 다리를 옆으로 뻗고, 오른 무릎을 바닥에 댄 상태에서 일어납니다. 수건을 쥐고 팔을 위로 뻗습니다. 몸을 오른쪽으로 돌려 왼쪽 늑골을 비틉니다. 얼굴은 왼쪽 위를 바라봅니다. 이 동작을 5~7회 반복한 뒤 반대쪽도 진행합니다. 편안히 호흡합니다.

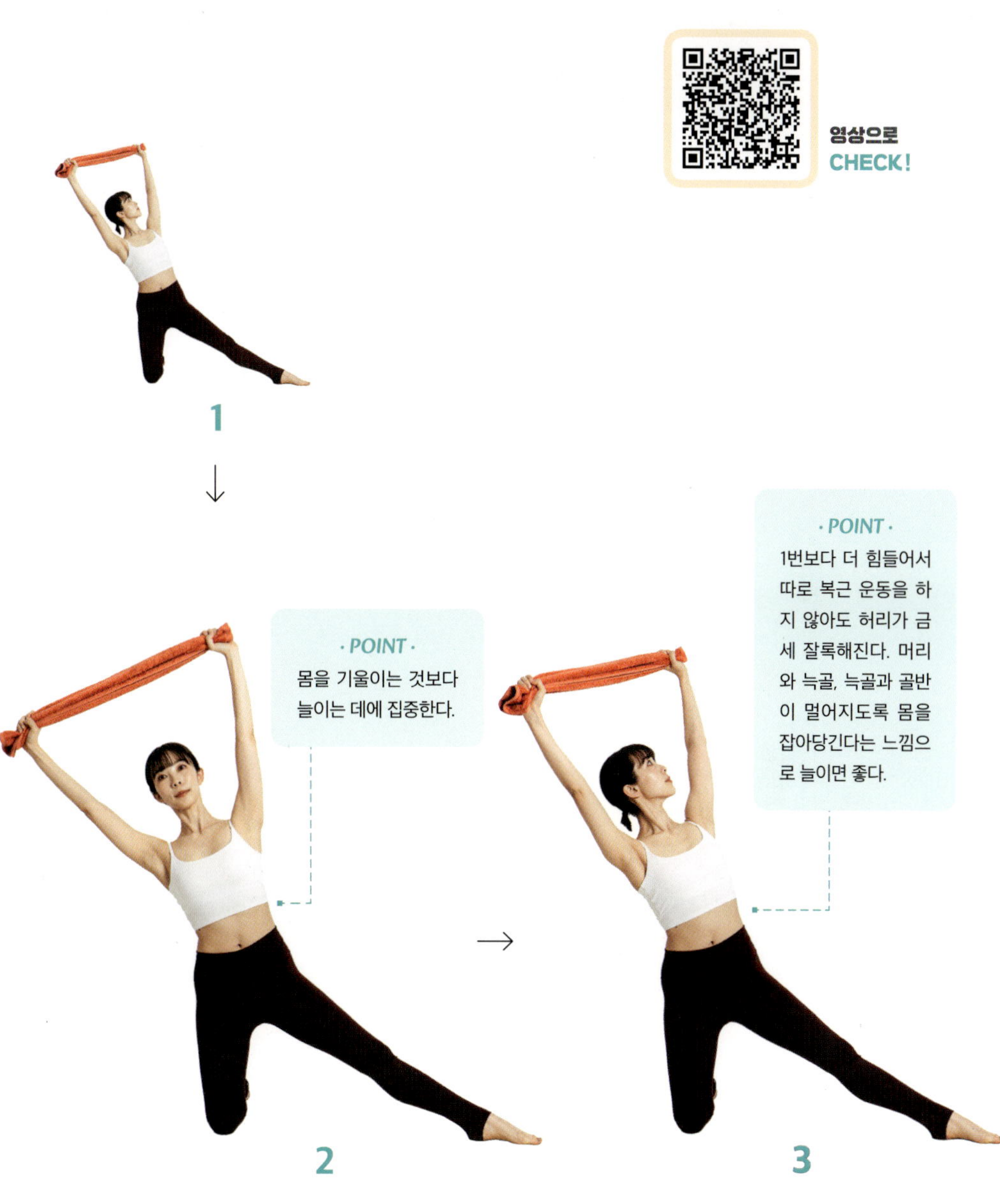

2　한 다리 뻗고 일어나 몸 돌리기

1번 처음 자세에서 왼쪽 다리를 뻗고, 1번 동작을 진행합니다. 5~7회 반복한 뒤 반대쪽도 스
트레칭 합니다. 편안히 호흡합니다.

타고난 뼈의 모양과 크기와 길이는 바꾸지 못합니다. 하지만 뼈를 제자리로 되돌려서 근육의 방향과 길이를 바꾸면 겉모습은 달라집니다. 뼈가 제 위치를 찾는 데 주의를 기울이면 나만의 개성을 살린 몸을 얻을 수 있습니다.

저는 몸 상태가 좋지 않았을 때 마음까지 피폐했습니다.

몸을 바로잡으며 가장 뚜렷하게 느낀 점은 마음까지 건강해졌다는 것이었습니다. 요즘도 할 일이 산더미처럼 쌓여 바쁜 나날이 이어지면 컨디션이 금세 망가집니다. 그래서 더욱이 리셋 시간을 빼먹지 않으려고 노력하지요.

이 세상에 나 자신은 단 한 사람뿐입니다.

그 누구보다 나 자신을 소중히 여기고, 내 몸과 마음이 변해 가는 과정을 즐겨 보세요. 이 책에서 소개하는 컨디셔닝과 운동을 하다 보면 '모르겠어' '못 하겠어' '너무 어려워'라는 생각이 드는 동작을 마주할지도 모릅니다.

그것이 바로 '발전 가능성'입니다.

너무 쉬운 자세는 이미 몸에 익은 동작입니다. 집중하지 않으면 무너지는 자세나 처음 하는 동작이야말로 몸을 변화시켜 주지요.

지금의 몸은 과거 습관이 축적된 결정체입니다. 그 몸을 바꾸려면 습관부터 바꿔야 하지요. 습관을 바꾸는 첫걸음으로 부디 이 책 속 동작 중 하나라도 실천해 보세요. 어려운 동작을 마주했을 때는 몸을 바꿔 줄 보물을 발견했다는 긍정적인 마음을 가지고요! 내 몸에 아직 잠재력이 잔뜩 남아 있음을 느껴 보세요.

꾸준히 지속하면 변화는 반드시 나타납니다.

2022년부터 시작한 온라인 수업을 들은 회원들에게 배운 사실입니다. 바쁜 나날 속에 운동 영상을 보며 꾸준히 반복해서 습관으로 만든 덕분에 몸의 변화를 체감할 수 있었습니다. 대면 운동이 아니다 보니, 혼자 고민하면서 몸 구석구석까지 살피며 'POINT'도 신경 쓰려면 집중해서 움직여야 합니다. 쉽지 않지만 아주 중요합니다.

집중하며 자기 몸을 마주하기 때문에 비로소 그 효과를 실감할 수 있고 몸도 달라지는 것입니다. 회원들이 그 모습을 SNS나 질문 코너에 올려 준 덕분에 나이에 상관없이 몸은 달라진다는 사실을 배우게 되었습니다.

"할 수 있느냐 없느냐보다 중요한 건 하느냐 하지 않느냐이다."

한 회원이 한 말입니다.

미래의 내 모습은 지금, 이 순간 만들어지고 있습니다.

앞으로도 함께 리셋을 습관으로 만들어 봅시다.

사가와 유카

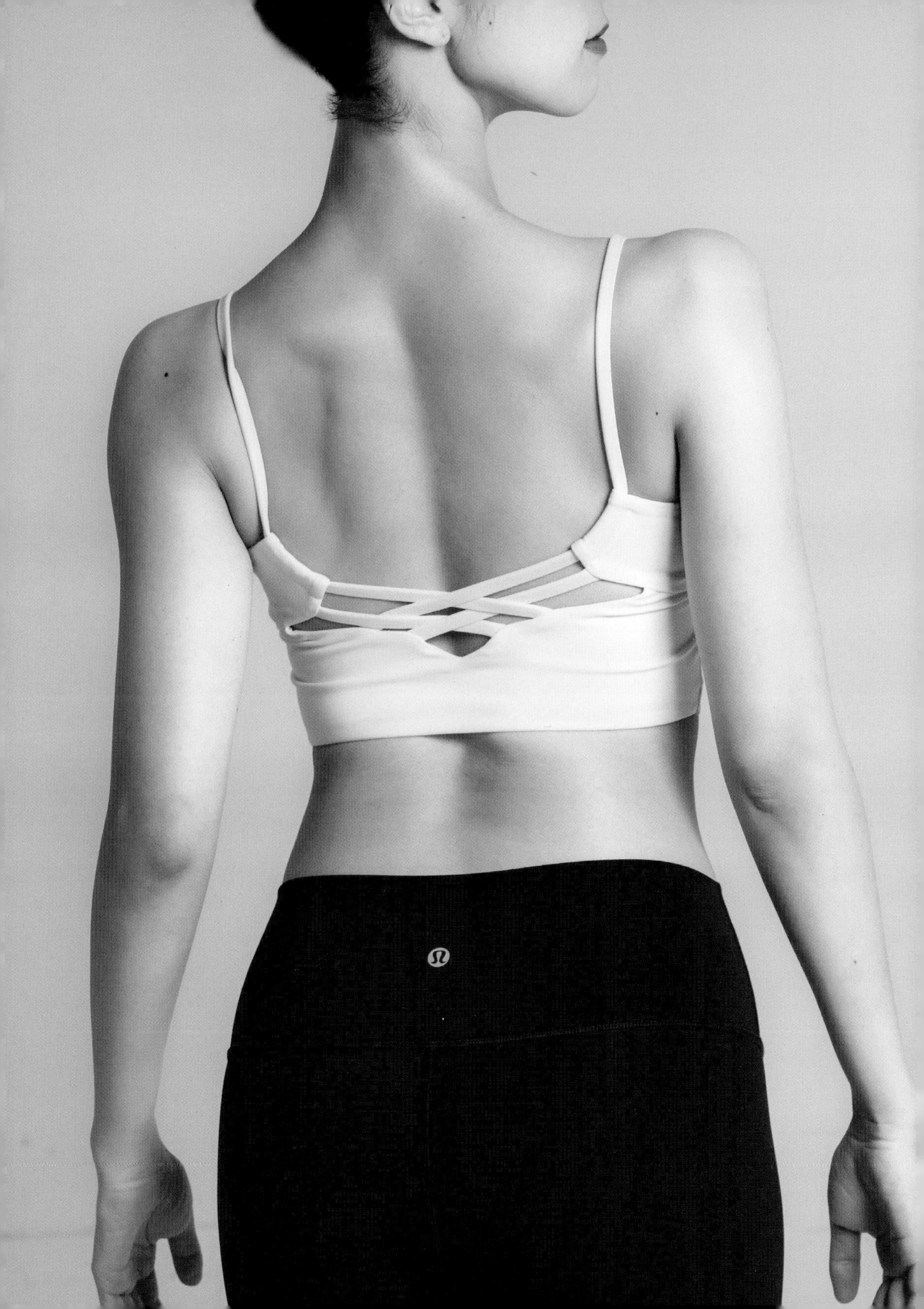

옮긴이 **성시야**

마르면 예쁜 줄 알고 살아오다 건강검진에서 '경도 비만'이라는 결과를 받고 충격을 받아 헬스를 시작했다. 운동을 하면서 늘 달고 살던 요통과 부종이 사라졌고, 그 계기로 운동의 세계에 깊이 빠져 재활 트레이닝 전문가 과정을 수료한 뒤 트레이너로 근무했다. 이러한 개인적 경험을 바탕으로 이 책을 번역하며 해부학 용어와 동작 설명을 세심하게 다듬고, 독자의 이해가 필요한 부분에서는 한 단계 더 친절한 안내를 덧붙였다. 이 책이 통증과 체형 문제로 고민하는 많은 독자들에게 실제적인 변화를 가져다줄 수 있는 책이라고 믿으며, 자신의 번역이 그 여정에 작은 도움이 되기를 바라고 있다.

현재는 바른번역 글밥 아카데미 일본어 출판 번역 과정을 수료한 뒤 일본어 전문 번역가로 활동 중이다. 물론 운동은 지금도 현재진행형. 옮긴 책으로는 『꺼내 먹는 초등 수학』, 『명탐정 코난: 1일 1쪽 뇌 자극 수학 추리 초급편 151문』이 있다.

상체 리셋

초판 1쇄 발행 2026년 2월 4일

지은이 사가와 유카
옮긴이 성시야
펴낸이 김선준

편집이사 서선행
책임편집 이주영 **편집1팀** 김송은, 천혜진 **디자인** 김세민
마케팅팀 권두리, 이진규, 신동빈
콘텐츠본부장 조아란
콘텐츠팀 이은정, 장태수, 권희, 박미정, 조문정, 이건희, 박지훈, 송수연, 김수빈, 현유진, 정지호
경영관리팀 송현주, 윤이경, 임해랑, 정수연
사진·영상 촬영 후쿠이 마이코 **영상 편집** 글란츠

펴낸곳 (주)콘텐츠그룹 포레스트 **출판등록** 2021년 4월 16일 제2021-000079호
주소 서울시 영등포구 여의대로 108 파크원타워1, 28층
전화 02) 332-5855 **팩스** 070) 4170-4865
홈페이지 www.forestbooks.co.kr
종이 (주)월드페이퍼 **출력·인쇄·후가공** 더블비 **제본** 책공감

ISBN 979-11-94530-83-1 (13510)

㈜콘텐츠그룹 포레스트는 독자 여러분의 책에 관한 아이디어와 원고 투고를 기다리고 있습니다. 책 출간을 원하시는 분은 이메일 writer@forestbooks.co.kr로 간단한 개요와 취지, 연락처 등을 보내주세요. '독자의 꿈이 이뤄지는 숲, 포레스트'에서 작가의 꿈을 이루세요.